医薬品安全管理論

―セイフティマネジメントの積極的実践―

東京薬科大学薬学部教授　杉　浦　宗　敏　編著
東京薬科大学薬学部准教授　別　生　伸太郎　著

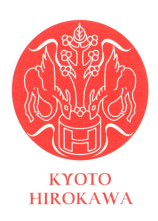

KYOTO
HIROKAWA

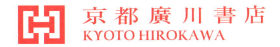
京都廣川書店
KYOTO HIROKAWA

はじめに

2013年12月に発表された「薬学教育モデル・コアカリキュラム ─平成25年度改訂版─」ではその基本理念に，「薬学や医学，生命科学等に関わる科学技術の進歩は著しく，科学を基盤として医療に貢献する薬剤師の職責に求められる薬学の知識や技能は増え，専門分化されると同時に高度化しており，限られた大学教育の中で，これらの膨大な知識や技能等を網羅して修得することは困難である．そこで，学生は6年制学部・学科の学士課程教育の段階では，将来どのような分野に進んだ場合にも共通に必要となる薬剤師の基本的な資質と能力を修得し，その上で，生涯にわたって常に研鑽し，社会に貢献することが求められる」と謳われている．共通に必要となる薬剤師の基本的な資質については，卒業時までに修得されるべき資質として，①薬剤師としての心構え，②患者・生活者本位の視点，③コミュニケーション能力，④チーム医療への参画，⑤基礎的な科学力，⑥薬物療法における実践的能力，⑦地域の保健・医療における実践的能力，⑧研究能力，⑨自己研鑽，⑩教育能力の10の視点があげられている．

本書は，適正かつ積極的な薬物療法を安全に実施するための基本的な項目と心がまえを深く理解することを目標に作成した．医療安全に対する国民の関心は非常に高く，医療事故の発生が医療全体に対する不信感につながる現状において，将来，様々な形で医療に関わる薬学生は医療安全の確保がいかに重要な命題か十分に理解しておく必要がある．この目的を達成するために本書では，医療安全にかかわる症例を随所に利用してより臨場感を感じながら学べるように工夫した．薬学的介入の視点から医薬品管理のセイフティマネジャーとして積極的に医療に関与する「これからの薬剤師」を目指して，薬学生として学ぶ際に，また将来臨床での業務に従事する薬剤師となった際に，本書を活用をしていただければ幸いである．

最後に，本書の刊行をご快諾いただいた京都廣川書店廣川重男社長，企画・編集の後押しをしていただいた同社鈴木利江子氏および同社編集部の皆様に，厚く御礼を申し上げます．

2018年3月

杉浦　宗敏

別生伸太郎

目　次

序章　「医薬品安全管理」の位置づけ ———————— *1*

第1章　医療安全管理概論 ———————————— *3*

1-1　医療倫理と医療安全管理 ···································· *3*
　　事例1　*3*
　　1-1-1　医療従事者と医療倫理　*4*

1-2　医療安全対策と各種報告制度 ······························ *6*
　　1-2-1　わが国の医療事故の現状と医療安全対策　*6*
　　1-2-2　法における医療安全対策　*7*
　　1-2-3　診療報酬における医療安全対策　*11*
　　1-2-4　医療事故等の報告制度　*12*
　　Column　JQHC の医療安全情報　*16*
　　1-2-5　医薬品・医療機器の安全性情報等の報告制度　*17*

1-3　医療安全と職種間コミュニケーション ······················ *20*
　　1-3-1　テクニカルスキルとノンテクニカルスキル　*20*
　　1-3-2　チーム医療におけるコミュニケーションエラー　*21*
　　事例2　*21*

1-4　地域医療および各医療機関の連携 ·························· *22*
　　1-4-1　診療情報提供書　*22*
　　事例3　*22*
　　1-4-2　お薬手帳　*24*
　　事例4　*24*
　　1-4-3　クリニカルパス　*25*
　　事例5　*25*

1-5　海外の医療安全管理 ······································ *28*
　　1-5-1　アメリカにおける医療安全管理　*28*
　　1-5-2　イギリスにおける医療安全管理　*28*
　　1-5-3　オーストラリアにおける医療安全管理　*29*

1-6　確認問題 ·· *29*

第2章　医療事故等の定義・分類 ——————————— *31*

2-1　関連用語の定義 ·· *31*

2-1-1 医療事故等の関連用語　*31*
2-1-2 医療事故等の関連用語と患者への影響レベル　*32*

2-2　医療事故等の分類と代表的な対策 ———————————— *34*
2-2-1 ヒヤリ・ハット　*34*
事例6　*34*
2-2-2 インシデント　*37*
事例7　*37*
Column　電子お薬手帳　*39*
2-2-3 アクシデント　*40*
事例8　*40*
2-2-4 医療過誤（調剤過誤）　*42*
事例9　*42*
2-2-5 医療事故　*45*
事例10　*45*

2-3　確認問題 ———————————————————————— *48*

第3章　医療事故等の発生要因と分析法 ———————— *49*

3-1　医療事故等の発生要因と防止法 ———————————— *49*
3-1-1 ヒューマンエラー　*49*
3-1-2 ヒューマンエラー発生のメカニズム　*50*
Column　ヒューマンファクター工学　*51*
3-1-3 ヒューマンエラー防止の考え方　*51*
Column　フェールセーフとフールプルーフ　*52*
3-1-4 危険予知トレーニング　*52*
3-1-5 ヒヤリ・ハット事例の収集と経験則　*53*
Column　スイスチーズモデル　*54*

3-2　医療事故等の分析法 ————————————————— *55*
3-2-1 医療事故等の再発および未然防止と主な分析法　*55*
3-2-2 SHEL モデル　*55*
事例11　*56*
3-2-3 4M-4E　*57*
事例12　*57*
3-2-4 PHARM-2E　*58*
事例13　*60*
3-2-5 RCA　*61*
事例14　*61*
3-2-6 FMEA　*62*
事例15　*63*

3-3　確認問題 ———————————————————————— *63*

第4章 医療事故等の防止対策 ——————— 65

4-1 国・製薬企業等の具体的対策 ———————————— 65
4-1-1 薬品名等の表記　*65*
4-1-2 医療用具等　*67*
4-1-3 薬品名の変更　*68*
事例 16　*69*
Column　国の進める薬剤の取違い対策　*70*
4-1-4 誤投与防止（注射剤）　*71*
4-1-5 誤投与防止（カプセル剤（内服））　*71*

4-2 医療機関で導入される具体的対策 ——————————— 72
4-2-1 処方オーダリングシステム（薬品名が類似する薬剤の処方入力時の警告）　*72*
4-2-2 処方箋への病名・検査値の表記　*73*
4-2-3 薬品名が類似する薬剤の調剤棚配置と注意表記　*74*
4-2-4 散剤監査システム　*75*
4-2-5 調剤薬監査システム　*76*
4-2-6 注射薬投与管理システム　*77*
4-2-7 自動注射薬調剤機の薬剤充填管理システム　*78*
4-2-8 注射剤配置薬管理システム　*80*

4-3 確認問題 ————————————————————————— 81

第5章 医薬品作用の評価法 ——————— 83

5-1 副作用の回避 ———————————————————————— 83
5-1-1 副作用モニタリングと予防　*83*
5-1-2 副作用の原因薬物の評価　*85*
Column　医薬品副作用被害救済制度　*86*

5-2 副作用情報データの現状とその活用 ——————————— 86

5-3 チーム医療において薬剤師が行う副作用モニタリング —— 87

5-4 出血を主訴とする副作用 —————————————————— 88
事例 17　*89*
5-4-1 血小板減少症　*89*
5-4-2 血栓性血小板減少性紫斑病　*90*
5-4-3 再生不良性貧血　*91*

5-5 発熱を主訴とする副作用 —————————————————— 92
事例 18　*93*
5-5-1 無顆粒球症　*93*
5-5-2 薬物性肝障害　*94*
5-5-3 悪性症候群　*96*

5-5-4 セロトニン症候群　97
事例 19　97

5-6 皮膚症状（発疹を主訴とする副作用）································· 100
事例 20　100
5-6-1 スティーヴンス・ジョンソン症候群　101
5-6-2 中毒性表皮壊死症　103

5-7 呼吸器症状（咳を主訴とする副作用）····························· 105
事例 21　105
5-7-1 間質性肺炎　105
5-7-2 非ステロイド性抗炎症薬による喘息発作（アスピリン喘息）　106

5-8 消化器症状（腹痛を主訴とする副作用）·························· 108
事例 22　108
5-8-1 消化性潰瘍　108
5-8-2 麻痺性イレウス　111

5-9 消化器症状（下痢を主訴とする副作用）·························· 112
事例 23　112
5-9-1 コリン作動性クリーゼ　113
5-9-2 偽膜性大腸炎　114

5-10 泌尿器症状（尿量減少を主訴とする副作用）················· 115
5-10-1 間質性腎炎　116
5-10-2 急性腎不全　117

5-11 骨格筋症状（脱力感を主訴とする副作用）···················· 118
事例 24　119
5-11-1 横紋筋融解症　119
5-11-2 偽アルドステロン症　120
Column　ドラッグ・リポジショニング　121

付録1 演習問題 ——————————— 123

1 問題編 ··· 123
2 解説編 ··· 128

付録2 確認問題の解答 ——————————— 132

索　引 ·· 133

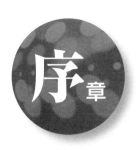

序章 「医薬品安全管理」の位置づけ

　医療現場では通常，医師が患者の疾病を診断し，診断に基づいて最も適切と考えられる治療が行われる．疾病の治療には様々な選択肢があるが，薬物療法はその大半を占めている．つまり，疾病の治療に際しては，多くの患者に対して様々な薬剤の投与が行われる．

　患者に対する薬剤の投与が適正かつ安全に行われる（適正な薬物療法の施行）には，医師による適正な処方作成，薬剤師による適正な処方監査および調剤（図0-1），看護師による適正な患者への与薬，患者自身による適正な服薬などがすべて実行される必要がある．しかし，近年，医療の高度化が進み，知識や技術の不適正な使用や専門化した各々の医療従事者間におけるコミュニケーション不足など適正な薬物療法の施行を揺るがす様々なリスクの存在が危惧される．そもそも医療は，「疾病に苦しむ患者のために」という医療従事者の良心に基づいた思いによって行われるが，ミスの発生を許すことは決して認められず個々の行為を問われる場面（過失責任）も増加している．

　実際の医療現場では，薬剤師として，または患者を含む種々の医療従事者がそれぞれの専門的な立場から上記の目的を達成するために協働していることは明らかであり，ここに「医薬品安全管理」を学ぶ意義がある．

　本書では，適正な薬物療法の施行全般にわたり様々な場面で医薬品管理のセイフティマネジャーとして活躍する薬剤師や将来医療現場において活躍できる薬剤師を目指している薬学生を対象に適正な薬物療法の施行に必要となる「知識・技能・態度」に関わる項目を以下のように章立てして列挙し，それぞれについて事例を挙げながら整理した．

1. 医療安全管理概論
2. 医療事故等の定義・分類
3. 医療事故等の発生要因と分析法
4. 医療事故等の防止対策
5. 医薬品作用の評価法

　また，巻末には薬学共用試験（客観試験 CBT：Computer-Based Testing）や薬剤師国家試験に過去に出題された問題をまとめ，「知識・技能・態度」の習熟度の確認に利用できるようにした．薬学生のみならず，薬剤師として活躍されている方にも過去を思い出してぜひチャレンジしてほしい．

　適正な薬物療法の施行がすべての医療従事者の願いである．知識や経験に相違があっても，本書を有効に活用していただくことを願っている．

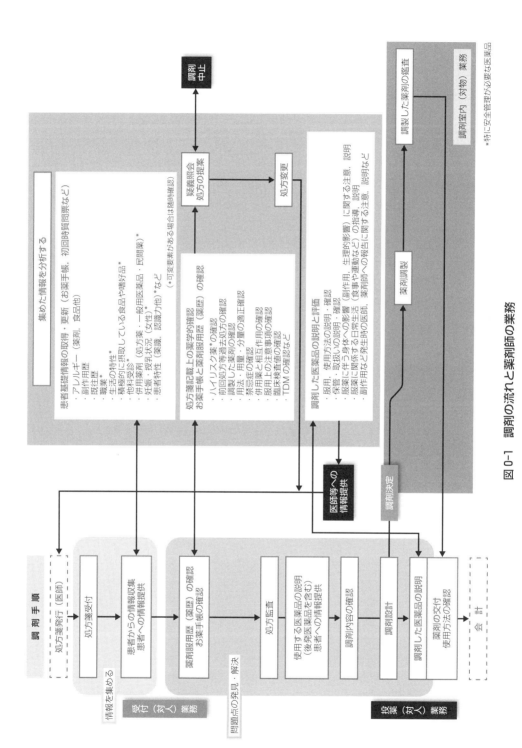

図 0-1 調剤の流れと薬剤師の業務

(日本薬剤師会編(2016)第十三改訂 調剤指針 増補版, p.5, 薬事日報社)

第1章 医療安全管理概論

本章のねらい

医療従事者の医療倫理，わが国の医療事故の現状と様々な医療安全対策，職種間および医療機関どうしで発生する医療現場の構造的な問題について知る．薬剤師として周知すべき医療安全管理の全体像を理解する．

1-1 医療倫理と医療安全管理

事例1

鹿児島大病院

1字違いの抗がん剤投与

タキソールにタキソテール 64歳男性死亡

鹿児島市の鹿児島大学医学部・歯学部付属病院（愛甲孝院長）に肺がんで入院していた鹿児島県内の男性（64）が，治療計画と違う種類の抗がん剤を誤って投与され，約1カ月後に死亡していたことがわかった．使われた抗がん剤は正しい薬とは商品名が一文字違いで，投薬の指示書を作った研修医がパソコンに誤入力した．病院は投薬ミスと死亡との因果関係をはっきりとは認めていないが，県警は業務上過失致死の疑いもあるとみて関係者から事情を聴いている．

愛甲院長が21日に会見して公表した．男性は8月に入院し，医師になって10年目の指導医と5カ月の研修医が受け持った．投与が予定されていたのは「タキソール」だが，研修医が指示書をパソコンに入力する際，「タキソテール」と誤った．両方とも肺がんや乳がんに使われる抗がん剤だが，タキソテールの強さはタキソールの3・5倍あり，白血球の減少など人体への悪影響が大きいとされる．

病院の指示書は指導医が確認して署名することになっていたが，署名のないまま薬剤部と病棟に送られ，看護師が9月上旬，点滴で投与した．両方とも抗がん剤のため，看護師も疑問に思わなかった．

男性は投与から7日目に白血球数が低下し，呼吸状態も悪化，循環器に異常が出た．その段階で，指導医と研修医が指示書を調べ，ミスが判明した．男性は一時回復したが，9月下旬に再び肺炎などを起こし，今月18日に死亡した．

病院は投薬ミスがわかった段階で男性の遺族に説明し，謝罪した．会見で愛甲院長は「遺族に大変申し訳ない」と話した．

平成15年10月22日（朝日新聞）

2003年に鹿児島大学医学部・歯学部付属病院で発生した医療事故の事例. 処方医はコンピュータで薬剤（タキソール®）を処方する際に, 名称が類似する, 投与を予定していない薬剤（タキソテール®）の入力を誤ってしてしまった. 指導医の確認がもれたまま, 調剤および薬剤投与が行われてしまった. その際に処方内容（入力内容）の確認をした看護師, 薬剤師もミスに気が付かなかった. 患者は, 誤った薬剤（タキソテール®）が投与され, 約2週間後に肺炎などで死亡した.

事例1は, 医師の処方ミスが患者の死亡につながったケースであった. 医療現場では, このような過失が重大な結果を引き起こす可能性がある. 本事例に関わったすべての医療従事者は, 処方ミスが発生した際の危険性を十分に認識した上で行動すべきであった. つまり, 医療従事者は, 患者の利益を優先した行動を常に心掛ける必要がある. そのためには,「人の命に関わる業務を行っている」という自覚を常に持ち続け, 行動することが重要である.

1-1-1 医療従事者と医療倫理

薬剤師は, 人の命に関わる物質の医薬品を扱うプロフェッションである. 最低限の法的要求を超えて責任を持ち正しく行動すること, すなわち「倫理」が求められる. 日本薬剤師会は1997年（平成9年10月）に前文と10条からなる「薬剤師倫理規定」を制定した（表1-1）. この前文で, 薬剤師は医療の担い手の一員として, 人権の中で最も基本的な生命・健康の保持増進に寄与することが責務であることを明記している. その内容は, 第1条任務, 第2条良心と自律, 第3条法令等の遵守, 第4条生涯研鑽, 第5条最善尽力義務, 第6条医薬品の安全性等の確保, 第7条地域医療への貢献, 第8条職能間の協調, 第9条秘密の保持, 第10条品位・信用等の維持とされ, 薬剤師の行動全般の規範を示している. 一方, 日本医師会は, 昭和26年に制定した「医師の倫理」を改定した「医の倫理綱領」を2000年（平成12年）に定めている（表1-2）. 医療安全を考える際にこれら各職種がそれぞれに託された倫理を遵守することが基本となる.

表1-1 薬剤師倫理規定 （日本薬剤師会1997年制定）

前　文
　薬剤師は, 国民の信託により, 憲法及び法令に基づき, 医療の担い手の一員として, 人権の中で最も基本的な生命・健康の保持増進に寄与する責務を担っている. この責務の根底には生命への畏敬に発する倫理が存在するが, さらに, 調剤をはじめ, 医薬品の創製から供給, 適正な使用に至るまで, 確固たる薬の倫理が求められる.
　薬剤師が人々の信頼に応え, 医療の向上及び公共の福祉の増進に貢献し, 薬剤師職能を全うするため, ここに薬剤師倫理規定を制定する.

第1条 （任務）
薬剤師は, 個人の尊厳の保持と生命の尊重を旨とし, 調剤をはじめ, 医薬品の供給, その他薬事衛生をつかさどることによって公衆衛生の向上及び増進に寄与し, もって人々の健康な生活の確保に努める.

第2条 （良心と自律）
薬剤師は, 常に自らを律し, 良心と愛情をもって職能の発揮に努める.

第3条（法令等の遵守）
薬剤師は，薬剤師法，薬事法，医療法，健康保険法，その他関連法規に精通し，これら法令等を遵守する．

第4条（生涯研鑽）
薬剤師は，生涯にわたり高い知識と技能の水準を維持するよう積極的に研鑽するとともに，先人の業績を顕彰し，後進の育成に努める．

第5条（最善尽力義務）
薬剤師は，医療の担い手として，常に同僚及び他の医療関係者と協力し，医療及び保健，福祉の向上に努め，患者の利益のため職能の最善を尽くす．

第6条（医薬品の安全性等の確保）
薬剤師は，常に医薬品の品質，有効性及び安全性の確保に努める．また，医薬品が適正に使用されるよう，調剤及び医薬品の供給に当たり患者等に十分な説明を行う．

第7条（地域医療への貢献）
薬剤師は，地域医療向上のための施策について，常に率先してその推進に努める．

第8条（職能間の協調）
薬剤師は，広範にわたる薬剤師職能間の相互協調に努めるとともに，他の関係職能をもつ人々と協力して社会に貢献する．

第9条（秘密の保持）
薬剤師は，職務上知り得た患者等の秘密を，正当な理由なく漏らさない．

第10条（品位・信用等の維持）
薬剤師は，その職務遂行にあたって，品位と信用を損なう行為，信義にもとる行為及び医薬品の誤用を招き濫用を助長する行為をしない．

表1-2　医の倫理綱領（日本医師会 2000 年制定）

医学および医療は，病める人の治療はもとより，人びとの健康の維持もしくは増進を図るもので，医師は責任の重大性を認識し，人類愛を基にすべての人に奉仕するものである．

1. 医師は生涯学習の精神を保ち，つねに医学の知識と技術の習得に努めるとともに，その進歩・発展に尽くす．
2. 医師はこの職業の尊厳と責任を自覚し，教養を深め，人格を高めるように心掛ける．
3. 医師は医療を受ける人びとの人格を尊重し，やさしい心で接するとともに，医療内容についてよく説明し，信頼を得るように努める．
4. 医師は互いに尊敬し，医療関係者と協力して医療に尽くす．
5. 医師は医療の公共性を重んじ，医療を通じて社会の発展に尽くすとともに，法規範の遵守および法秩序の形成に努める．
6. 医師は医業にあたって営利を目的としない．

1-2 医療安全対策と各種報告制度

1-2-1 わが国の医療事故の現状と医療安全対策

わが国の医療安全対策は，1999年1月に発生した手術時の患者取り違え事故（横浜市立大学病院）に端を発しているといっても過言ではない（表1-3）．1990年〜2005年にかけて，主要な新聞に発表された医療事故の発生件数推移を示した（図1-1）．横浜市立大学病院で医療事故が発生した1999年以降，発表された発生件数は急激に増加し，医療事故に対する国民の関心が非常に高まり社会問題となった．この医療事故の発生をきっかけに1999年以降，国は様々な医療安全対策を進め，現在に至っている（表1-4）．

表1-3　横浜市立大学医学部附属病院の医療事故に関する事故対策委員会「横浜市立大学医学部附属病院の医療事故に関する中間とりまとめ（平成11年3月24日）」より抜粋

平成11年1月11日（月）に行われた外科手術において，対象患者を取り違えたことにより，本来行うべき手術を相互に誤って行ってしまった．

1. 病棟から手術室へ患者を引き継ぐ際に患者を取り違え，そのまま手術室へ送ってしまった．
2. 手術室に携わる医師側（手術担当，麻酔担当）においても，予定された患者が来ていることを前提に臨んでいることなどにより，患者が入れ替わっていたことに気づかずに手術を行ってしまった．
3. 手術後の患者を集中治療室（ICU）において観察中，担当医師が患者の入れ替わりに気づいた．

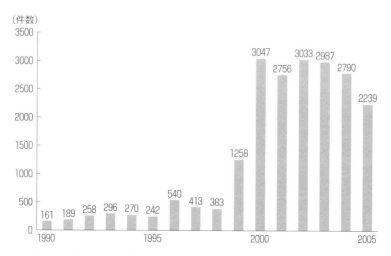

図1-1　全国紙に発表された医療事故の件数推移（1990〜2005年）

（黒川　清（2007）大学病院革命，p.67，日経BP社，データ出所：日経テレコン21）

第1章 医療安全管理概論　　7

表1-4　代表的な医療事故と医療安全に関する主な国の対応

年	代表的な医療事故	主な国の対応
1999年	外科手術における患者誤認事故（横浜市立大学病院）血管内への消毒薬誤注入事故（東京都立広尾病院）	「患者誤認事故予防のための院内管理体制の確立方策に関する検討会」の開催（厚生省）
2000年	人工呼吸器へのエタノール誤注入事故（京都大学病院）静脈内への内服薬誤注入事故（東海大学病院）	
2001年		医療安全推進室の設置（厚生労働省）「医療安全対策検討会議」の開催（厚生労働省）「ヒヤリ・ハット事例収集等事業」の開始（厚生労働省）
2002年		「医療安全推進総合対策（報告書)」の策定（厚生労働省）入院施設を有する医療機関に対する医療安全管理体制整備の義務化（改正医療法施行規則の施行）
2003年	前立腺がん腹腔鏡手術大量出血事故（慈恵会医科大学青戸病院）	特定機能病院および臨床研修病院における安全管理体制の強化（改正医療法施行規則の施行）「医療事故対策緊急アピール」の発表（厚生労働大臣）
2004年		「医療事故情報収集等事業」の開始（日本医療機能評価機構）
2005年		「今後の医療安全対策について（報告書)」の発表（厚生労働省）
2006年	帝王切開中の妊婦出血死事故（福島県立大野病院）	医療の安全の確保の制定（医療法改正）
2007年		入院設備を有さない診療所・助産所および薬局に対する医療安全管理体制整備の義務化（改正医療法施行規則・薬事法の施行）「診療行為に関連した死亡に係る死因究明等の在り方に関する検討会」の設置（厚生労働省）
2010年		「内服薬処方せんの記載方法の在り方に関する検討会（報告書)」の発表（厚生労働省）
2014年		医療事故調査制度の導入（医療法改正）

（厚生労働省webサイト参照　一部改変）

1-2-2　法における医療安全対策

　法による医療安全対策の推進も進められている．2002年の医療法施行規則一部改正によって「医療機関における安全の確保のための体制整備等」が定められ，施行された（表1-5）．これによって，病院および患者を入院させるための施設を有する診療所等の医療安全管理体制レベルが統一された．さらに，2006年の医療法改正の中で「医療の安全の確保」が定められ，翌2007年

に施行された（表1-6）．この医療法改定は，無床診療所や助産所を含む全医療機関に医療安全管理体制を義務づけるものとした．一方，2014年の医療法改正では，「医療の安全の確保」の中に「医療事故調査制度」が盛り込まれ，翌2015年に同制度が施行された（表1-7）．この制度は，医療事故が発生した医療機関において院内調査を行い，その調査報告を民間の第三者機関（医療事故調査・支援センター）が収集・分析することによって，再発を防止し医療の安全を確保することとした．

表1-5　医療法施行規則　第1章2　医療の安全の確保　第1条の11〜13（一部抜粋）

第1条の11　病院等の管理者は，法第6条の12の規定に基づき，次に掲げる安全管理のための体制を確保しなければならない（ただし，第2号については，病院，患者を入院させるための施設を有する診療所及び入所施設を有する助産所に限る．）．
(1)　医療に係る安全管理のための指針を整備すること．
(2)　医療に係る安全管理のための委員会（以下「医療安全管理委員会」という．）を設置し，次に掲げる業務その他の医療に係る安全管理のための業務を行わせること．
イ　当該病院等において重大な問題その他医療安全管理委員会において取り扱うことが適当な問題が発生した場合における速やかな原因の究明のための調査及び分析
ロ　イの分析の結果を活用した医療に係る安全の確保を目的とした改善のための方策の立案及び実施並びに従業者への周知
ハ　ロの改善のための方策の実施の状況の調査及び必要に応じた当該方策の見直し
(3)　医療に係る安全管理のため，従業者の医療の安全に関する意識，他の従業者と相互に連携して業務を行うことについての認識，業務を安全に行うための技能の向上等を目的として，医療に係る安全管理のための基本的な事項及び具体的な方策についての職員研修を実施すること．
(4)　医療機関内における事故報告等の医療に係る安全の確保を目的とした改善のための方策を講ずること．
2　病院等の管理者は，前項各号に掲げる体制の確保に当たつては，次に掲げる措置を講じなければならない（ただし，第4号については，特定機能病院及び臨床研究中核病院（以下「特定機能病院等」という．）以外の病院に限る．）．
(1)　院内感染対策のための体制の確保に係る措置として次に掲げるもの（ただし，ロについては，病院，患者を入院させるための施設を有する診療所及び入所施設を有する助産所に限る．）
イ　院内感染対策のための指針の策定
ロ　院内感染対策のための委員会の開催
ハ　従業者に対する院内感染対策のための研修の実施
ニ　当該病院等における感染症の発生状況の報告その他の院内感染対策の推進を目的とした改善のための方策の実施
(2)　医薬品に係る安全管理のための体制の確保に係る措置として，医薬品の使用に係る安全な管理（以下「安全使用」という．）のための責任者（以下「医薬品安全管理責任者」という．）を配置し，次に掲げる事項を行わせること．
イ　従業者に対する医薬品の安全使用のための研修の実施
ロ　医薬品の安全使用のための業務に関する手順書の作成及び当該手順書に基づく業務の実施（従業者による当該業務の実施の徹底のための措置を含む．）
ハ　医薬品の安全使用のために必要となる次に掲げる医薬品の使用（以下「未承認等の医薬品の使用」という．）の情報その他の情報の収集その他の医薬品の安全使用を目的とした改善のための方策の実施
(3)　医療機器に係る安全管理のための体制の確保に係る措置として，医療機器の安全使用のための責任者（以下「医療機器安全管理責任者」という．）を配置し，次に掲げる事項を行わせること．
イ　従業者に対する医療機器の安全使用のための研修の実施
ロ　医療機器の保守点検に関する計画の策定及び保守点検の適切な実施（従業者による当該保守点検の適切な実施の徹底のための措置を含む．）

八　医療機器の安全使用のために必要となる次に掲げる医療機器の使用の情報その他の情報の収集その他の医療機器の安全使用を目的とした改善のための方策の実施

(4)　高難度新規医療技術（当該病院で実施したことのない医療技術（軽微な術式の変更等を除く．）であつてその実施により患者の死亡その他の重大な影響が想定されるものをいう．以下同じ．）又は未承認新規医薬品等（当該病院で使用したことのない医薬品医療機器等法第14条第1項に規定する医薬品又は医薬品医療機器等法第2条第5項に規定する高度管理医療機器であつて，医薬品医療機器等法第14条第1項，第19条の2第1項，第23条の2の5第1項若しくは第23条の2の17第1項の承認又は医薬品医療機器等法第23条の2の23第1項の認証を受けていないものをいう．以下同じ．）を用いた医療を提供するに当たつては，第9条の23第1項第7号又は第8号の規定に準じ，必要な措置を講ずるよう努めること．

第1条の12　法第6条の13第3項の厚生労働省令で定める者は，次に掲げる者とする．
(1)　一般社団法人又は一般財団法人
(2)　前号に掲げる者のほか，法第6条の13第1項各号に規定する医療安全支援センターの事務を適切，公正かつ中立に実施できる者として都道府県知事，保健所を設置する市の市長又は特別区の区長が認めた者

第1条の13　病院等の管理者は，都道府県知事，保健所を設置する市の市長又は特別区の区長が法第6条の13第1項第1号の規定に基づき行う助言に対し，適切な措置を講じるよう努めなければならない．

表1-6　医療法　第3章　医療の安全の確保　第1節　医療の安全の確保のための措置　第6条の9〜11

第6条の9　国並びに都道府県，保健所を設置する市及び特別区は，医療の安全に関する情報の提供，研修の実施，意識の啓発その他の医療の安全の確保に関し必要な措置を講ずるよう努めなければならない．

第6条の10　病院，診療所又は助産所（以下この章において「病院等」という．）の管理者は，医療事故（当該病院等に勤務する医療従事者が提供した医療に起因し，又は起因すると疑われる死亡又は死産であつて，当該管理者が当該死亡又は死産を予期しなかつたものとして厚生労働省令で定めるものをいう．以下この章において同じ．）が発生した場合には，厚生労働省令で定めるところにより，遅滞なく，当該医療事故の日時，場所及び状況その他厚生労働省令で定める事項を第六条の十五第一項の医療事故調査・支援センターに報告しなければならない．
2　病院等の管理者は，前項の規定による報告をするに当たつては，あらかじめ，医療事故に係る死亡した者の遺族又は医療事故に係る死産した胎児の父母その他厚生労働省令で定める者（以下この章において単に「遺族」という．）に対し，厚生労働省令で定める事項を説明しなければならない．ただし，遺族がないとき，又は遺族の所在が不明であるときは，この限りでない．

第6条の11　病院等の管理者は，医療事故が発生した場合には，厚生労働省令で定めるところにより，速やかにその原因を明らかにするために必要な調査（以下この章において「医療事故調査」という．）を行わなければならない．
2　病院等の管理者は，医学医術に関する学術団体その他の厚生労働大臣が定める団体（法人でない団体にあつては，代表者又は管理人の定めのあるものに限る．次項及び第六条の二十二において「医療事故調査等支援団体」という．）に対し，医療事故調査を行うために必要な支援を求めるものとする．
3　医療事故調査等支援団体は，前項の規定により支援を求められたときは，医療事故調査に必要な支援を行うものとする．
4　病院等の管理者は，医療事故調査を終了したときは，厚生労働省令で定めるところにより，遅滞なく，その結果を第六条の十五第一項の医療事故調査・支援センターに報告しなければならない．
5　病院等の管理者は，前項の規定による報告をするに当たつては，あらかじめ，遺族に対し，厚生労働省令で定める事項を説明しなければならない．ただし，遺族がないとき，又は遺族の所在が不明であるときは，この限りでない．

表 1-7　医療法　第 3 章　医療の安全の確保　第 2 節　医療事故調査・支援センター　第 6 条の 15～27

第 6 条の 15　厚生労働大臣は，医療事故調査を行うこと及び医療事故が発生した病院等の管理者が行う医療事故調査への支援を行うことにより医療の安全の確保に資することを目的とする一般社団法人又は一般財団法人であつて，次条に規定する業務を適切かつ確実に行うことができると認められるものを，その申請により，医療事故調査・支援センターとして指定することができる．
2　厚生労働大臣は，前項の規定による指定をしたときは，当該医療事故調査・支援センターの名称，住所及び事務所の所在地を公示しなければならない．
3　医療事故調査・支援センターは，その名称，住所又は事務所の所在地を変更しようとするときは，あらかじめ，その旨を厚生労働大臣に届け出なければならない．
4　厚生労働大臣は，前項の規定による届出があつたときは，当該届出に係る事項を公示しなければならない．

第 6 条の 16　医療事故調査・支援センターは，次に掲げる業務を行うものとする．
一　第六条の十一第四項の規定による報告により収集した情報の整理及び分析を行うこと．
二　第六条の十一第四項の規定による報告をした病院等の管理者に対し，前号の情報の整理及び分析の結果の報告を行うこと．
三　次条第一項の調査を行うとともに，その結果を同項の管理者及び遺族に報告すること．
四　医療事故調査に従事する者に対し医療事故調査に係る知識及び技能に関する研修を行うこと．
五　医療事故調査の実施に関する相談に応じ，必要な情報の提供及び支援を行うこと．
六　医療事故の再発の防止に関する普及啓発を行うこと．
七　前各号に掲げるもののほか，医療の安全の確保を図るために必要な業務を行うこと．

第 6 条の 17　医療事故調査・支援センターは，医療事故が発生した病院等の管理者又は遺族から，当該医療事故について調査の依頼があつたときは，必要な調査を行うことができる．
2　医療事故調査・支援センターは，前項の調査について必要があると認めるときは，同項の管理者に対し，文書若しくは口頭による説明を求め，又は資料の提出その他必要な協力を求めることができる．
3　第一項の管理者は，医療事故調査・支援センターから前項の規定による求めがあつたときは，これを拒んではならない．
4　医療事故調査・支援センターは，第一項の管理者が第二項の規定による求めを拒んだときは，その旨を公表することができる．
5　医療事故調査・支援センターは，第一項の調査を終了したときは，その調査の結果を同項の管理者及び遺族に報告しなければならない．

第 6 条の 18　医療事故調査・支援センターは，第六条の十六各号に掲げる業務（以下「調査等業務」という．）を行うときは，その開始前に，調査等業務の実施方法に関する事項その他の厚生労働省令で定める事項について調査等業務に関する規程（次項及び第六条の二十六第一項第三号において「業務規程」という．）を定め，厚生労働大臣の認可を受けなければならない．これを変更しようとするときも，同様とする．
2　厚生労働大臣は，前項の認可をした業務規程が調査等業務の適正かつ確実な実施上不適当となつたと認めるときは，当該業務規程を変更すべきことを命ずることができる．

第 6 条の 19　医療事故調査・支援センターは，毎事業年度，厚生労働省令で定めるところにより，調査等業務に関し事業計画書及び収支予算書を作成し，厚生労働大臣の認可を受けなければならない．これを変更しようとするときも，同様とする．
2　医療事故調査・支援センターは，厚生労働省令で定めるところにより，毎事業年度終了後，調査等業務に関し事業報告書及び収支決算書を作成し，厚生労働大臣に提出しなければならない．

第 6 条の 20　医療事故調査・支援センターは，厚生労働大臣の許可を受けなければ，調査等業務の全部又は一部を休止し，又は廃止してはならない．

第 6 条の 21　医療事故調査・支援センターの役員若しくは職員又はこれらの者であつた者は，正当な理由がなく，調査等業務に関して知り得た秘密を漏らしてはならない．

第6条の22　医療事故調査・支援センターは，調査等業務の一部を医療事故調査等支援団体に委託することができる．

2　前項の規定による委託を受けた医療事故調査等支援団体の役員若しくは職員又はこれらの者であつた者は，正当な理由がなく，当該委託に係る業務に関して知り得た秘密を漏らしてはならない．

第6条の23　医療事故調査・支援センターは，厚生労働省令で定めるところにより，帳簿を備え，調査等業務に関し厚生労働省令で定める事項を記載し，これを保存しなければならない．

第6条の24　厚生労働大臣は，調査等業務の適正な運営を確保するために必要があると認めるときは，医療事故調査・支援センターに対し，調査等業務若しくは資産の状況に関し必要な報告を命じ，又は当該職員に，医療事故調査・支援センターの事務所に立ち入り，調査等業務の状況若しくは帳簿書類その他の物件を検査させることができる．

2　前項の規定により立入検査をする職員は，その身分を示す証明書を携帯し，かつ，関係人にこれを提示しなければならない．

3　第一項の規定による権限は，犯罪捜査のために認められたものと解釈してはならない．

第6条の25　厚生労働大臣は，この節の規定を施行するために必要な限度において，医療事故調査・支援センターに対し，調査等業務に関し監督上必要な命令をすることができる．

第6条の26　厚生労働大臣は，医療事故調査・支援センターが次の各号のいずれかに該当するときは，第六条の十五第一項の規定による指定（以下この条において「指定」という．）を取り消すことができる．

一　調査等業務を適正かつ確実に実施することができないと認められるとき．

二　指定に関し不正の行為があつたとき．

三　この節の規定若しくは当該規定に基づく命令若しくは処分に違反したとき，又は第六条の十八第一項の認可を受けた業務規程によらないで調査等業務を行つたとき．

2　厚生労働大臣は，前項の規定により指定を取り消したときは，その旨を公示しなければならない．

第6条の27　この節に規定するもののほか，医療事故調査・支援センターに関し必要な事項は，厚生労働省令で定める．

1-2-3　診療報酬における医療安全対策

　保険診療における医療行為等の報酬である診療報酬は中央社会保険医療協議会の答申によって原則として2年ごとに改定される．国の医療政策に伴って，加算の新設や削除・増額や減額等で反映される．2006年の改定では，良質な医療提供の体制整備のために医療安全対策に対して入院基本料に「医療安全対策加算」が新設され，その評価が初めて認められた．2010年の改定では，「感染防止対策加算」「医薬品安全性情報等管理体制加算」の新設による医療安全対策の充実が図られた．さらに2012年の改定では，「感染防止対策地域連携加算」の新設が認められ，医療機関どうしが連携して相互に感染防止に関する評価を行った場合の評価が図られた（表1-8）．

表 1-8　診療報酬改定における主な医療安全対策の推進

2006 年
・医療安全対策の評価
　医療安全対策加算（入院初日）新設　50 点
　施設基準（一部）：
　　医療安全管理体制に関する基準
　　　ア　医療安全対策に係る適切な研修を修了した専従の看護師，薬剤師などが医療安全管理
　　　　　者として配置されていること
　　　イ　医療に係る安全管理を行う部門の設置
　　　ウ　医療安全管理部門の指針や業務内容の整備
　　　エ　安全管理のための委員会の整備
　　　オ　専任の院内感染管理者を設置
　　　カ　医療安全管理者による相談および支援が受けられる旨の掲示など

2008 年
・医療機器安全確保の評価
　医療機器安全管理料 1　新設　50 点
　医療機器安全管理料 2　新設　1000 点

2010 年
・医療安全対策の充実
　医療安全対策加算（専従の医療安全管理者：加算 1）　50 点⇒85 点
　医療安全対策加算（専任の医療安全管理者：加算 2）　新設　35 点
　感染防止対策加算（入院初日）新設　100 点
　施設基準（一部）：
　　感染防止に係る部門の構成員に関する基準
　　　ア　感染症対策に 3 年以上の経験を有する専任の常勤医師
　　　イ　5 年以上感染管理に従事した経験を有し，感染管理に係る適切な研修を修了した専任
　　　　　の看護師
　　　ウ　3 年以上の病院勤務経験をもつ感染防止対策にかかわる専任の薬剤師
　　　エ　3 年以上の病院勤務経験をもつ専任の臨床検査技師
　　　アに定める医師又はイに定める看護師のうち 1 名は専従であること
・医薬品安全管理の充実
　医薬品安全性情報等管理体制加算（入院初日）新設　50 点
・医療機器安全管理の充実
　医療機器安全管理料 1　50 点⇒100 点
　医療機器安全管理料 2　1000 点⇒1100 点

2012 年
・感染防止対策の充実
　感染防止対策加算（専従の医師または看護師の参加，看護師の研修要件：加算 1）　100 点⇒400 点
　感染防止対策加算（専任の医師，看護師の参加：加算 2）新設　100 点
　感染防止対策地域連携加算新設　新設　100 点

1-2-4　医療事故等の報告制度

　国は，医療事故の発生予防および再発防止を目的として，医療事故の報告制度を整備してきた．2001 年にはヒヤリ・ハット事例収集等事業を，2004 年には医療事故情報収集等事業を開始した．2004 年以降はこれらを統合し，公益財団法人日本医療機能評価機構（JQHC：Japan Council for Quality Health Care）が収集・分析および公表を行っている．2016 年 12 月末現在，

医療法施行規則で定められた報告義務のある276施設（特定機能病院（高度先端医療行為を必要とする患者に対応する病院として厚生労働大臣が承認），大学病院の本院，国立高度専門医療センター，国立病院機構，国立ハンセン病療養所）と任意参加の約750施設の計約1,000施設から報告を収集している（表1-9，表1-10，表1-11）．報告された医療事故を分析し，再発防止のために周知すべき情報を「医療安全情報」として公開している（図1-2）．

　なお，医療事故等に関する用語の定義は第2章で解説するので適宜参照すること．

表1-9　医療事故報告事例

事例ID	発生年	発生月	発生曜日	発生時間帯
XX123456789	2011	2	木曜日	12：00～13：59
医療実施の有無	**事例の治療の有無**			
実施あり	治療なし			
事例の概要	**発生場面**	**事例の内容**		
薬剤	内服薬調剤	数量間違い		
発生場所	**患者の数**	**直前の患者の状態**		
保険薬局	外来，1名（80歳台）	認知症・健忘，歩行障害		
当事者	**当事者職種**	**職歴経験**	**配属期間**	**直前1週間勤務時間**
1人	薬剤師	6年	1年	40時間
2人	薬剤師	15年	10年	50時間
発見者	**薬剤・製剤の種類**	**発生要因**		
当事者	抗凝固剤	確認を怠った／判断を誤った／教育・訓練		
事例内容に関する自由記述分				

【事例の内容】
　前回処方時同様，処方内容は今回もワルファリン2.875 mgであったが，調剤は2.375 mgで分包されていた．パソコンの入力画面（調剤歴検索画面）を確認したところ，前回も2.375 mgの記録になっていた．前回も調剤監査で気がつき分包し直した可能性があるかもしれないので，患者の自宅に連絡したが，留守で連絡つかず現状を医師に報告した．患者に連絡つかないまま，調剤薬の受け取りの日が来たため患者に窓口で確認したところ前回は2.375 mgが調剤されていたことが確認された．改めて医師に確認とったところ，今回は2.875 mgで調剤してほしいと指示をされたため，処方通り2.875 mgで薬剤を渡した．前回，分包・調剤，調剤監査，窓口とそれぞれ別の薬剤師が関わっていたが誤りに気づくことができなかった．
【事例の背景要因の概要】
　錠剤を1/4に分割して投与する微妙な投与量のコントロールがある．
【改善策】
　1/2，1/4に錠剤を分割してさらに錠剤を組み合わせて調剤する場合は，調剤量のmg換算表をあらかじめ準備しておき，確認を徹底する．

表 1-10　医療事故報告内容と件数（2016 年 1～12 月）

事故の概要	件　数	％
薬剤	270	7.0
輸血	9	0.2
治療・処置	1,168	30.1
医療機器等	105	2.7
ドレーン・チューブ	266	6.9
検査	155	4.0
療養上の世話	1,430	36.8
その他	479	12.3
合計	3,882	100.0

表 1-11　ヒヤリ・ハット報告内容と件数（2016 年 1～12 月）

	誤った医療の実施の有無				件　数	％
	実施なし			実施あり		
	影響度（当該事例の内容が仮に実施された場合）					
	死亡もしくは重篤な状況に至った	濃厚な処置・治療が必要である	軽微な処置・治療が必要もしくは不要			
薬剤	1,041	5,076	83,422	188,837	278,376	32.4
輸血	114	214	1,701	3,097	5,126	0.6
治療・処置	419	1,929	12,670	34,759	49,777	5.8
医療機器等	256	764	10,338	17,144	28,502	3.3
ドレーン・チューブ	410	1,673	25,266	99,970	127,319	14.9
検査	384	1,670	27,016	48,507	77,577	9.1
療養上の世話	691	3,152	50,620	133,165	187,628	21.9
その他	532	1,962	47,746	52,257	102,497	12.0
合計	3,847	16,440	258,779	577,736	856,802	100.0

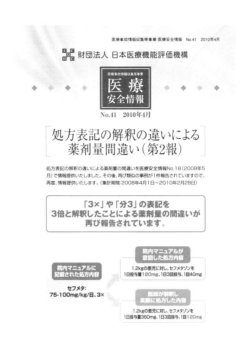

図 1-2　医療安全情報事例

　一方，2009年より薬局ヒヤリ・ハット事例の収集分析事業についてもJQHCで実施し，医療機関と薬局で発生する事例を一元的に収集している（表1-12）．報告されたヒヤリ・ハット事例から広く医療安全対策に有用な情報として共有することが必要であると思われる事例を「共有すべき事例」として，また個別のテーマについて分析を行い「薬局ヒヤリ・ハット分析表」として公開している（図1-3, 図1-4）．

表 1-12　薬局ヒヤリ・ハット事例報告件数

	2009年*	2010年	2011年	2012年	2013年**	2014年	2015年	2016年
参加薬局数	1,774	3,458	6,055	7,242	7,892	8,297	8,652	8,873
報告薬局数	159	582	726	798	661	537	574	614
報告内容（件）								
調剤	1,343	12,222	7,471	6,424	5,017	4,594	3,727	3,561
疑義照会	107	656	601	730	782	789	1,040	1,359
特定保険医療材料	10	23	5	9	15	16	9	13
医薬品の販売	0	3	5	3	6	0	3	6
合計（件）	1,460	12,904	8,082	7,166	5,820	5,399	4,779	4,939

*4月～12月の集計
**7月22日～9月16日まで本事業のシステム停止

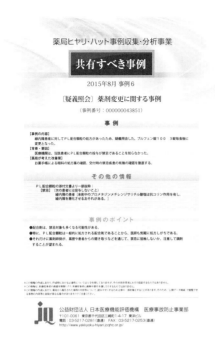

図1-3 共有すべき事例

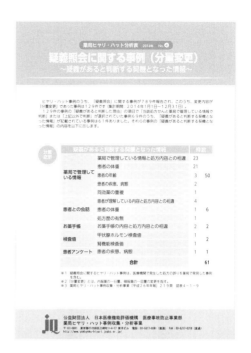

図1-4 薬局ヒヤリ・ハット分析表（疑義照会に関する事例）

Column　JQHCの医療安全情報

　JQHCが2006年12月から提供を開始した事業となる．2017年6月現在，No.127までの「医療安全情報」が提供されている．提供方法は，医療事故情報やヒヤリ・ハット事例の報告義務施設または任意報告施設として本事業に参加する医療機関や受信を希望した医療機関など毎月1回約6,000の医療機関にFAXで送付されている．「医療安全情報」は，医療の現場で忙しく業務に従事する医療従事者が手軽に活用できる情報として，A4サイズ2枚程度に情報量を絞り込み，イラストや表を入れるなど視認性に配慮されている．過去から最新の情報まですべてがJQHCのwebサイトにも公開され，いつでも迅速に「医療安全情報」を入手することができる．

　今までに提供された内容別カテゴリーの情報件数は，「薬剤」が45件（35.4％），「治療・処置」が17件（13.4％），「医療機器等」が15件（11.8％）の順である．2年単位の推移においても，「薬剤」に関する情報提供件数が常に最も件数が多い．

カテゴリー	件　数						
	2006〜2007年	2008〜2009年	2010〜2011年	2012〜2013年	2014〜2015年	2016〜2017年	合計
薬剤	6	10	7	8	9	5	45
輸液	1	0	0	0	0	1	2
治療・処置	2	3	5	1	3	3	17
医療機器等	1	5	2	2	4	1	15
カテーテル・ドレーン	0	1	1	3	0	0	5
検査	1	0	2	4	2	2	11
療養上の世話	1	1	1	1	1	2	7
まとめ	0	3	4	4	4	4	19
その他	1	1	2	1	1	0	6

1-2-5　医薬品・医療機器の安全性情報等の報告制度

　医療事故の発生予防および再発防止とともに医薬品・医療機器等の品質，有効性および安全性を確保することは医療安全の観点からも重要である．「医薬品，医療機器等の品質，有効性及び安全性の確保等に関する法律」では，医薬品等の製造販売業者や医療機関等の医薬関係者に副作用等の国への報告を義務化している（表1-13）．

表1-13　医薬品，医療機器等の品質，有効性及び安全性の確保等に関する法律　第68条の10

第68条の10　医薬品，医薬部外品，化粧品，医療機器若しくは再生医療等製品の製造販売業者又は外国特例承認取得者は，その製造販売をし，又は第十九条の二，第二十三条の二の十七若しくは第二十三条の三十七の承認を受けた医薬品，医薬部外品，化粧品，医療機器又は再生医療等製品について，当該品目の副作用その他の事由によるものと疑われる疾病，障害又は死亡の発生，当該品目の使用によるものと疑われる感染症の発生その他の医薬品，医薬部外品，化粧品，医療機器又は再生医療等製品の有効性及び安全性に関する事項で厚生労働省令で定めるものを知つたときは，その旨を厚生労働省令で定めるところにより厚生労働大臣に報告しなければならない．
2　薬局開設者，病院，診療所若しくは飼育動物診療施設の開設者又は医師，歯科医師，薬剤師，登録販売者，獣医師その他の医薬関係者は，医薬品，医療機器又は再生医療等製品について，当該品目の副作用その他の事由によるものと疑われる疾病，障害若しくは死亡の発生又は当該品目の使用によるものと疑われる感染症の発生に関する事項を知つた場合において，保健衛生上の危害の発生又は拡大を防止するため必要があると認めるときは，その旨を厚生労働大臣に報告しなければならない．
3　機構は，独立行政法人医薬品医療機器総合機構法（平成十四年法律第百九十二号）第十五条第一項第一号イに規定する副作用救済給付又は同項第二号イに規定する感染救済給付の請求のあつた者に係る疾病，障害及び死亡に係る情報の整理又は当該疾病，障害及び死亡に関する調査を行い，厚生労働省令で定めるところにより，その結果を厚生労働大臣に報告しなければならない．

国は，副作用等の情報集積とその分析ならびに迅速な情報提供を目的に独立行政法人医薬品医療機器総合機構（PMDA：Pharmaceuticals and Medical Devices Agency）を2004年に設立した．PMDAは，企業または医療機関から市販後の医薬品，医療機器等による副作用等に関する報告を迅速かつ効率的に収集し，また海外の規制当局などの情報，学会・研究報告等から必要な安全性情報を幅広く収集・整理し，厚生労働省とそれぞれ共有する．収集した情報は，緊急に対応が必要な案件はないか，医療上のリスクとベネフィットのバランスは保たれているか，最善の安全対策として何をすべきか等の観点から，科学的分析や企業へのヒアリング，専門家への意見聴取などを通じ，医薬品，医療機器等の安全対策立案のための調査・検討を行い，必要に応じて審査部門や救済部門，厚生労働省とも連携して，添付文書「使用上の注意」の改訂や注意喚起情報「緊急安全性情報（イエローレター）」および「安全性速報（ブルーレター）」の作成指示等の的確な安全対策を行う（図1-5，図1-6，図1-7）．

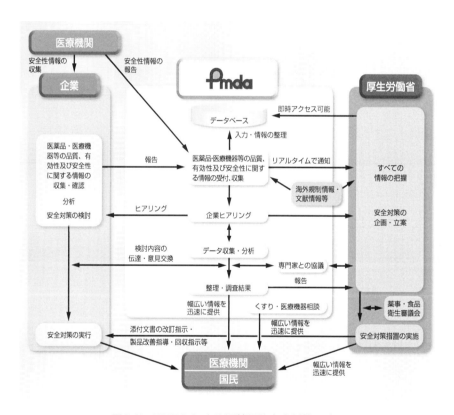

図1-5　PMDAによる医薬品等安全対策の流れ

（PMDAの業務紹介（2016-2017）より引用）

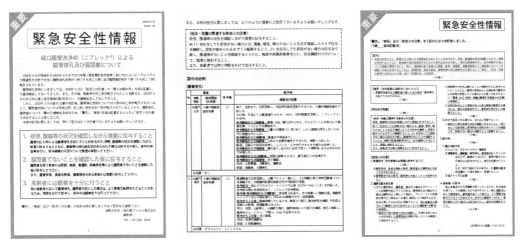

図1-6 製薬企業が作成した緊急安全性情報（イエローレター）

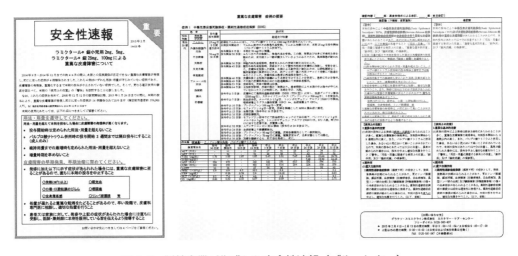

図1-7 製薬企業が作成した安全性速報（ブルーレター）

　PMDAが収集した国内外からの医薬品による副作用等に関する報告件数を表1-14に示した．報告件数はいずれの報告も増加傾向にあり，当システムが医薬品等の品質，有効性および安全性の確保に重要な役割を果たしている．

表 1-14　PMDA への医薬品副作用等の報告件数

	平成 23 年度	平成 24 年度	平成 25 年度	平成 26 年度	平成 27 年度
企業報告（国内）	36,741	41,413	38,427	49,276	51,065
企業報告（国外）	220,455	261,862	266,539	300,216	345,193
医薬関係者	5,231	4,147	5,420	6,180	6,129

（PMDA の業務紹介（2016-2017）より引用）

1-3　医療安全と職種間コミュニケーション

1-3-1　テクニカルスキルとノンテクニカルスキル

　テクニカルスキルとはある特定の業務を遂行する知識や技術・能力をいい，繰り返し行われる教育や訓練によって獲得される．医療現場では様々な職種が各々のテクニカルスキルを駆使して業務を遂行している．一方，ノンテクニカルスキルとはテクニカルスキルを支える自己管理や社会性の技術・能力である．R.Flins らはその著書で「日常または非日常にかかわらずテクニカルスキルに直結した人格ではなく行動に着目した個人の技能である」と述べており，数多いノンテクニカルスキルの項目を整理してカテゴリーにまとめている（表 1-15）．

　テクニカルスキルとノンテクニカルスキルを合わせたスキルが，個人の技能と考えられる．日常生活の中では無意識のうちにこのノンテクニカルスキルを利用して，自身の認知能力をコントロールしている．例えば，相手の話が十分聞き取れなかったときは聞き返したり，忘れそうなときはメモを取ったりする行動が相当する．医療従事者として医療安全を確保するためには，専門的な知識・能力とともにノンテクニカルスキルをみがくことが重要と考えられる．

表 1-15　ノンテクニカルスキルの主なカテゴリーと要素

カテゴリー	要　素
状況認識	情報の収集，情報の解釈，将来状況の予測
意思決定	問題明示，代替案の比較検討，代替案の選択と実行，結果の評価
コミュニケーション	明瞭簡潔な情報の送出，情報交換中に背景と意図を含める，情報の受領・特に傾聴，コミュニケーションを阻害する要素の特定
チームワーク	他者の支援，コンフリクトの解消，情報交換，協調行動
リーダーシップ	権威の利用，標準の維持，計画と優先順位付け，ワークロードとリソース管理
ストレス管理	ストレス徴候の発見，ストレス影響の認識，対処方略の実行
疲労への対処	疲労徴候の発見，疲労影響の認識，対処方略の実行

1-3-2 チーム医療におけるコミュニケーションエラー

事例2

処方箋を受け付けた保険薬局薬剤師は,「プレドニゾロン散1日27g」の処方について1%散であり有効成分として270mgが多いと考え,「プレドニゾロン散の量の確認をお願いします」と医師に疑義照会した. 医師はFAXの処方箋が読みづらいという意味だと思い, 問題ないと回答した. 処方意図はプレドニゾロン散の成分として27mgであったが, 医師が27gと記載ミスをしており10倍量の投与となってしまった.
（日本医療機能評価機構　医療事故報告事例　一部改変）

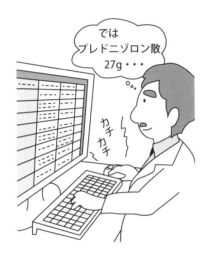
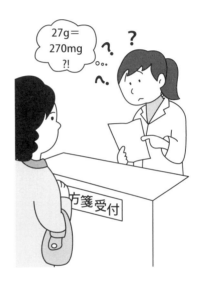

背景・要因：疑義照会を行った薬剤師と疑義照会を受けた医師との間に処方内容の誤りについての共通の認識がなく, 誤りを修正することができなかった.
改善策：疑義照会は電話での確認場面が多いため, 医師と薬剤師が確認すべき項目を復唱しながら相互確認をする. 薬剤師は疑義照会する際は疑義のある薬剤名・薬剤量などを医師に具体的に伝える.

医療現場は様々な職種が連携して業務が遂行されている. 昨今, 専門的な医療チームの活動が特に注目されているが, 医療の高度化が進み日常の診療の中でも1人の患者に対して複数の職種が直接的または間接的に関わっている.

専門性が高い各職種はテクニカルスキルに基づいて, 互いに特定の職種で利用される専門用語や略号などを使用しがちである. 各職種間で情報のやり取りが行われた際に受け手の職種が十分な理解をしていないにもかかわらず, 確認の不備や自己判断をすることによってコミュニケーションエラーが発生し, 医療事故につながる危険性がある（表1-16）.

表1-16　職種間等の口頭による情報の解釈ミスに関連した医療事故
（2004〜2014 年）

事　例		件　数*
薬剤		27
	希釈	10
	単位	7
	投与量	5
	投与方法	2
	その他	3
治療・処置		1
検査		1
療養上の世話		1
合計		30

*情報の流れの内訳
医師→看護師　11 件，指導医→研修医等　8 件，看護師→医師　4 件，
薬剤師→医師　2 件，その他　5 件

（日本医療機能評価機構　第 40 回報告書）

1-4　地域医療および各医療機関の連携

1-4-1　診療情報提供書

事例3

　他院で関節リウマチの治療を受けていたが精神症状の加療目的で，紹介入院された患者である．入院時，診療情報提供書やお薬手帳の持参がなかったため，担当医は前医に連絡したが週1回の勤務医であり，服用薬剤に関する情報が十分に収集できなかった．患者が持参した持参薬メソトレキセート®錠の内服方法について本人に確認したところ，「朝1錠（2.5 mg）服用している」とのことであったので入院後は1錠（2.5 mg）連日投与がなされた．入院13日目に看護師が休薬期間のないことに疑問を持ち，担当医に改めて確認したところ，処方間違いが判明した．12日間にわたって 17.5 mg/ 週というメソトレキセート®錠の過量投与を行ってしまっていた．

（日本医療機能評価機構　医療事故報告事例　一部改変）

背景・要因：診療情報提供書やお薬手帳の持参がなかったため，服用薬剤に関する情報が十分に収集できなかった．担当医は専門科外の薬剤メソトレキセート®錠の投与法（関節リウマチ）[*]に関する基本的知識が欠けていた．

改善策：他院からの情報が不十分な場合は，紹介元の医療施設に直接問い合わせを行い診療情報提供書の提出を促す等患者が服用している薬剤の情報収集を徹底する．患者本人以外にも家族などからも情報を収集し，服用中の薬剤に関する確認に努める．

[*]事例報告時は適応外による使用

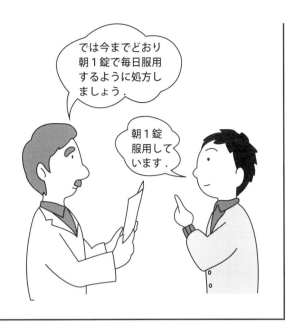

図 1-8　診療情報提供書

診療情報提供書は，患者の症状・診断・治療経過などが記載され，一般に紹介状とも呼ばれている．200床以上の病院を受診する際に必要となることから患者からの依頼によって医師が作成する場合と他院での治療が必要と判断した医師が作成する場合がある．いずれにしても，他の医療機関との連携による医療の継続性の確保には，欠かすことができない重要な情報となる．なお，医療機関は診療情報提供書を発行することによって，「診療情報提供料」を算定することができる．書式は医療機関によってそれぞれ異なる（図1-8）．

1-4-2　お薬手帳

事例4

　近医を受診し，レバミピド錠100 mg「サワイ」を含む処方箋を持参して来局された．薬局窓口で患者が持参したお薬手帳を確認すると，他院整形外科にてセレコックス®錠100 mgとレバミピド錠100 mg「NP」を併用中であることが判明した．レバミピドの用法用量が重複するため，近医に疑義照会を行った結果，レバミピド錠100 mg「サワイ」が削除となった．

（日本医療機能評価機構　薬局ヒヤリ・ハット事例　一部改変）

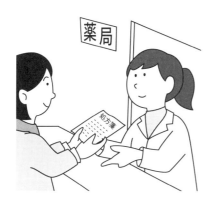
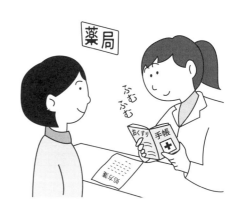

背景・要因：複数の医療機関を受診する患者が各医療機関で服用する薬剤の確認をしてもらっていなかった．
改善策：お薬手帳の活用方法を患者に啓蒙する．

　お薬手帳を介した患者の服用薬剤の管理は有用であり，主に薬剤に関する各医療機関における連携に大きく寄与する．患者が複数の診療科や医療機関を受診する場合に，お薬手帳を活用すれば薬剤の重複や薬物間相互作用などの確認を容易に行うことが可能となる．そのためには，患者に服用する薬剤を1冊のお薬手帳にすべて網羅する（記載する）こと，医療機関受診の際には医師や薬剤師に必ず提示することを十分に啓蒙する必要がある（図1-9）．なお，お薬手帳の意義および役割については第2章でも解説するので参照すること．

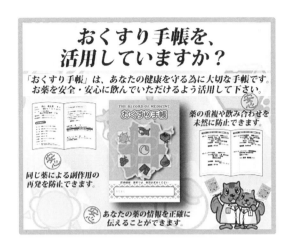

図 1-9　お薬手帳啓蒙のパンフレット例

(岡山県薬剤師会)

1-4-3　クリニカルパス

> **事例 5**
>
> 　自然分娩児は産後 1 日目でメナテトレノンシロップを内服し，帝王切開児は出生した日に点滴側管からメナテトレノン注を投与し，メナテトレノンシロップの内服は不要としていた．しかし，新人看護師は，帝王切開児に対して前日に注射が投与されていることを確認せず，産後 1 日目にメナテトレノンシロップを内服させてしまった．
> 　　　　　　　　　　　　　　　　(日本医療機能評価機構　医療事故報告事例　一部改変)
>
>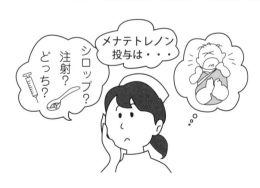
>
> **背景・要因**：病棟内のメナテトレノンの投与方法が周知されていなかった．新人看護師はメナテトレノンの投与に関する十分な知識がなかった．
> **改善策**：病棟内のメナテトレノンの投与方法を周知するために，分娩時の薬剤投与，処置等に関するクリニカルパスの導入を進めることにした．

医療機関では多くの医療従事者が患者のケアに関わる．知識や経験レベルも異なり，さらには複数の診療科や多職種が関与することが多いことから，標準的な治療や検査を時系列のスケジュール表にした計画書（クリニカルパス）を導入する医療機関が増えている．同一施設内の職種内・職種間連携に活用されている．

さらには，2006年の医療法の改正によって，国は医療機能の分化・連携を推進し，切れ目ない医療を提供するために各都道府県に対して基本方針に即し，かつ地域の実情に応じた医療計画の作成を義務づけた（表1-17）．地域連携クリティカルパス（地域内で各医療機関が共有する各患者に対する治療開始から終了までの全体的な治療計画）の普及等により地域の医療連携体制を構築し，患者が診療を受ける複数の医療機関の役割分担を明確にすることで安全な医療の実現を目指している（図1-10）．

表 1-17　医療法　第 5 章　医療提供体制の確保　第 2 節　医療計画　第 30 条の 4

第 30 条の 4　都道府県は，基本方針に即して，かつ，地域の実情に応じて，当該都道府県における医療提供体制の確保を図るための計画（以下「医療計画」という．）を定めるものとする．

2　医療計画においては，次に掲げる事項を定めるものとする．

一　都道府県において達成すべき第四号及び第五号の事業並びに居宅等における医療の確保の目標に関する事項

二　第四号及び第五号の事業並びに居宅等における医療の確保に係る医療連携体制（医療提供施設相互間の機能の分担及び業務の連携を確保するための体制をいう．以下同じ．）に関する事項

三　医療連携体制における医療提供施設の機能に関する情報の提供の推進に関する事項

四　生活習慣病その他の国民の健康の保持を図るために特に広範かつ継続的な医療の提供が必要と認められる疾病として厚生労働省令で定めるものの治療又は予防に係る事業に関する事項

五　次に掲げる医療の確保に必要な事業（以下「救急医療等確保事業」という．）に関する事項（ハに掲げる医療については，その確保が必要な場合に限る．）

イ　救急医療

ロ　災害時における医療

ハ　へき地の医療

ニ　周産期医療

ホ　小児医療（小児救急医療を含む．）

ヘ　イからホまでに掲げるもののほか，都道府県知事が当該都道府県における疾病の発生の状況等に照らして特に必要と認める医療

六　居宅等における医療の確保に関する事項

（以下略）

氏名　<<ORIBP_KANJI>>　診断名（□頸部骨折 □転子部骨折 □ 転子下骨折）（□右 □左）　術式　　手術日：　年　月　日
性別　<<ORIBP_SEX>>　生年月日　<<ORIBP_BIRTHDAY>>　<<SYAGE>>歳　□CHS □PFN □CCS □人工骨頭 □THA　（MRI□可 □不可）

連携医療機関	急性期	回復期	維持期
入院前情報 受傷日：　年　月　日 紹介元：	入院期間　年　月　日～　年　月　日 転院のためのアウトカム設定 ・創が治癒している　・リハビリができる状態	入院期間　年　月　日～　年　月　日 アウトカム　受傷前の状態に近い生活ができること	初回受診日　月　日 ・医療機関名
既往歴、手術歴 骨粗鬆症治療歴　□有 □無 （有の場合は下記にチェック） □BP □SERM □PTH □Vit □その他	医師コメント（担当　） ・受傷（体動・転倒・踏み外し・転落、交通事故・その他）（屋内・屋外） ・合併症留意点、整形外科的既往歴 ・手術所見（骨評価） ・免荷期間 骨粗鬆症治療歴　□新規 □継続 □追加 □BP □SERM □PTH □Vit □その他 次回受診：不要、要（　月　日、連携病院退院後、　曜日指定）	医師コメント（担当　） ・入院中の経過及び問題点 ・合併症　□肺炎 □脳梗塞 □褥瘡 □転倒 □その他（　） ・リハビリの継続　□継続 □中断 □中断後再開 中断の理由（　） 骨粗鬆症治療歴　□新規 □継続 □追加 □BP □SERM □PTH □Vit □その他	・医師コメント
本人が望んでいる到達目標 キーパーソンが望んでいる到達目標	退院時評価（　年　月　日 ／ 術後　週　日目） 看護（担当　） 入院中状況（具体的な異常行動など） 日常生活機能評価（　点） ・入院時HDS−R（　点）	退院時評価（　年　月　日 ／ 術後　週　日目） 看護（担当　） 入院中状況（具体的な異常行動など）	日常生活機能評価（　点） 退院後の療養場所 □自宅（□同居 □独居） □施設（　） □その他（　） □病院（　）
受傷前移動能力 □①屋外を独りで歩行可能 （独歩・歩行補助具使用） □②屋内を独りで歩行可能 （独歩・歩行補助具使用） □③屋内を見守り、介助で歩行可能 □④車椅子の移乗、移動が独りで可能 ⑤上記以外	看護継続事項（内服管理や褥瘡、他科・他疾患の注意事項と次回受診等について） その他特記事項（生活背景や家族についてなど）	看護継続事項（内服管理や褥瘡、他疾患、家族について）	居宅介護、地域包括、施設 ・事業所名 ・担当者名 ・要介護度 □要支援（1・2） □要介護（1・2・3・4・5）
受傷前ADL 食事 □自立 □部分介助 □全介助 排泄 （□自立 □介助） □トイレ □ポータブルトイレ □オムツ	食事 （□自立 □部分介助 □全介助） 食種（　） 主食（　） 副食（　） 禁止食（　） アレルギー食（　） 排泄 （□自立 □部分介助 □全介助） □病棟トイレ □ポータブルトイレ □オムツ・便器 ［他特記事項：　］	食事 （□自立 □部分介助 □全介助） 食種（　） 主食（　） 副食（　） 禁止食（　） 排泄 （□自立 □部分介助 □全介助） □病棟トイレ □ポータブルトイレ □オムツ・便器 清潔 入浴（□自立□部分介助□全介助）	・介護サービス □訪問看護 □訪問介護 □デイケア □デイサービス □外来リハ □福祉用具 □住宅改修
認知症 □なし □あり（危険行為□あり□なし） 意思疎通（可、否） ・社会保障 ・介護認定（□有 □無） （有の場合：　） ・ｹｱﾏﾈｰｼﾞｬｰ氏名（　） ・障害者手帳（□有 □無） （有の場合：　） 自宅（□独居 □同居） □病院 □施設 キーパーソン 名前 続柄 連絡先	リハ（担当　） 身長（　cm）・体重（　kg） 退院時移動能力（①②③④⑤）　移動手段（　） 訓練内容　□独歩 □杖 □歩行器 □平行棒 □車椅子 □その他 自立・監視・介助 握力　術後1週以内・最大値（　kg） FIM　運動（　点）認知（　点）　合計（　点） HDS-R　合計（　点）	リハ（担当　） 身長（　cm）・体重（　kg） 術後1ヶ月移動能力（①②③④⑤）　移動手段（　） 退院時移動能力（①②③④⑤）　移動手段（　） 握力　術後1ヶ月以内・最大値（　kg） 退院時・最大値（　kg） FIM　運動（　点）認知（　点）　合計（　点） HDS-R　合計（　点）	・維持期 担当者コメント
	青森県立中央病院　医療連携部 TEL：017-726-8377　FAX：017-726-8162	□青森慈恵会病院 □あおもり協立病院 □敬仁会病院 □村上新町病院 □青い海公園ｸﾘﾆｯｸ □ﾐｯﾄﾞﾗｲﾌｸﾘﾆｯｸ □鷹揚郷青森病院 □平内中央病院 □村上病院 □外ヶ浜中央病院 □浪打病院	

図1-10　地域連携クリティカルパス例

（伊藤淳二（2016）日本クリニカルパス学会誌，18（1），p.63，図2）

1-5 海外の医療安全管理

1-5-1 アメリカにおける医療安全管理

医療安全は世界共通の課題であり，各国で種々の対策が試みられている．

アメリカでは，1990年代に有害事象の発生率等に関する研究（表1-18）が発表され，1999年に医療の質に関する委員会（Committee on Quality of Health Care in America）が医療事故防止のための提言を含めた報告書「To Err is Human；Building a Safer-Health System」をまとめた．報告書に示される具体的な主な方策としては，1．州政府に対する医療事故の強制的報告制度，2．医療サービスの消費者側に対する経済的動機づけ，3．医療機関認証機構による安全性のチェックの重視，4．医師・看護師などの医療従事者の定期的再試験などが盛り込まれていた．この報告書の発表によって，一般市民の医療事故への関心が広まったと考えられる．これらをふまえて具体的な医療安全対策として，アメリカ退役軍人省医療局全国患者安全国家センター（Department of Veterans Affairs，Veterans Health Administration，National Center for Patient Safety）によるレポーティングシステムが導入されている．本システムは各医療機関から報告された医療事故の根本原因分析を行うとともに対応された改善策に関する情報も収集し，改めて各医療機関に情報をフィードバックすることによって同様の医療事故に関する経験を共有することが可能となっている．

表1-18　カルテによる医療事故に関する疫学調査

	Harvard Medical Practice Study（1991）	Utah-Colorado Study（1992）
対象症例数（件）	30,121	14,700
有害事象発生率（％）	3.70	2.90
過失率（％）	27.6	29.2

1-5-2 イギリスにおける医療安全管理

イギリスでは，2000年にまとめられた報告書「An organization with a memory」で医療安全に関する政策がNational Health Services（NHS）によって取りまとめられ，2001年には報告書「Building a safer NHS for patients」で具体的な活動内容が示された．報告書に示される具体的な主な方策としては，1．事故から学ぶ報告システムの構築，2．患者の安全に関する国家機関National Patient Safety Agency（NPSA）の設立，3．NHSにおける医療事故調査および査察システムの改善が示された．その中でも医療安全推進を目的としたNPSAの設立は特に重要であり，医療機関から発生した医療事故の情報を収集し，医療事故の防止と患者安全の向上を目指した．NPSAは医療事故の情報収集および分析を進めるために医療事故を組織の問題として捉え

る視点が強調されたレポーティングシステムを確立した.

1-5-3 オーストラリアにおける医療安全管理

　オーストラリアでは，1990年代の医療事故訴訟の増加に対してオーストラリア連邦厚生省が対応の検討を開始した．オーストラリア連邦厚生省は1995年に公表された医療事故に関する調査結果から，多くの医療機関や医療関係者とともにAustralian Council for Safety and Quality in Health Care（ACSQHC）を設立した．ACSQHCは2000年に報告書「Safety First」で今後の活動方針を公表し，2001年に医療安全に関する国家的な行動計画を報告書としてまとめている．一方，非営利団体Australian Patient Safety Foundation（APSF）によるレポーティングシステムも導入されている．本システムは自発的な報告を前提としており，オーストラリア諸州のみならずニュージランドの一部の地域からも利用されている.

1-6 確認問題

問1　薬剤師の倫理を謳った「薬剤師倫理規定」の条文に規定される項目はどれか．次の中から<u>すべて選べ</u>.
　1. 生涯研鑽　　　　　　2. 医師との協調　　　3. 秘密の保持
　4. 地域医療への貢献　　5. 医薬品の供給

問2　2000年以前に国内で発生した重大な医療事故はどれか．次の中から<u>すべて選べ</u>.
　1. 帝王切開中の妊婦出血死事故（福島県立大野病院）
　2. 血管内への消毒薬誤注入事故（東京都立広尾病院）
　3. 人工呼吸器へのエタノール誤注入事故（京都大学病院）
　4. 前立腺がん腹腔鏡手術大量出血事故（慈恵医大青戸病院）

問3　公益財団法人日本医療機能評価機構（JQHC：Japan Council for Quality Health Care）が行う医療事故情報収集等事業に報告義務がある医療機関はどれか．次の中から<u>すべて選べ</u>.
　1. 大学病院　　　2. 民間の医療法人　　　　　　3. 特定機能病院
　4. 公立病院　　　5. 国立がん研究センター中央病院

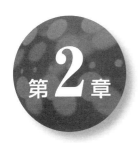

第2章 医療事故等の定義・分類

> **本章のねらい**
>
> 　発生した医療事故等のレベルや関わった当事者に応じた関連用語が使用されている．また，各種医療事故等に対して，再発防止を目的に代表的な対策が立てられ実行されている．使用される関連用語の分類と代表的な対策について理解する．

2-1 関連用語の定義

2-1-1 医療事故等の関連用語

　医療事故等に関連する用語は，発生した医療事故等のレベルや関わった当事者などに応じて様々な用語が使用されている．しかし，それぞれの用語の定義は，国および医療機関・医療関係団体において若干の相違が認められる（表2-1）．これらの用語の定義に基づいて医療事故等の事例収集がなされ，個々の事例解析が行われる．

表 2-1　医療事故等関連用語の定義

	ヒヤリ・ハット	インシデント	アクシデント	医療過誤	医療事故
厚生労働省 (2002)	「インシデント」と同義．	日常診療の場で，誤った医療行為などが患者に実施される前に発見されたもの，あるいは誤った行為が実施されたが，結果として患者に影響を及ぼすに至らなかったもの．	医療事故に相当．	医療事故の発生の原因に，医療機関・医療従事者の過失があるもの．	医療に関わる場所で医療の全過程において発生する人身事故一切を包含する．医療従事者が被害者である場合や廊下で転倒した場合のように医療行為とは直接関係しないものも含む．

日本薬剤師会 (2005)	患者に健康被害が発生することはなかったが, "ヒヤリ" としたり, "ハッ" とした出来事.			(調剤過誤) 薬剤師の過失により起こったもの. 調剤の間違いだけでなく, 薬剤師の説明不足や指導内容の間違い等により健康被害が発生した場合も含む.	(調剤事故) 医療事故の一類型. 調剤に関連して, 患者に健康被害が発生したもの. 薬剤師の過失の有無を問わない.
国立大学医学部附属病院医療安全管理協議会 (2007)	患者に被害が発生することはなかったが, 日常診療の現場で, "ヒヤリ" としたり, "ハッ" とした出来事をいう.				疾病そのものではなく, 医療を通じて発生した患者の有害な事象をいい, 医療行為や管理上の過失の有無を問わない. 合併症, 医薬品による副作用や医療機器・材料による不具合も含む.
日本医師会 (2007)		実際には起こらなかったのだが, もしかすると事故や傷害を起こしたかもしれない偶発的事例.	実際に患者に損失を与えた事故.		診療の過程において患者に発生した望ましくない事象. 医療提供者の過失の有無は問わず, 不可抗力と思われる事象も含む.

2-1-2 医療事故等の関連用語と患者への影響レベル

独立行政法人国立病院機構の病院では平成19年に改定した「独立行政法人国立病院機構における医療安全管理のための指針」において, 患者への影響レベルを基準に発生した医療事故等の定義を当てはめている (表2-2). 患者影響レベルが, レベル0〜レベル3aをヒヤリ・ハット事例 (インシデント事例) とし, レベル3b以上を医療事故事例としている.

表2-2 患者影響レベルと医療事故等の定義

影響レベル	内　容	傷害の程度および継続性
レベル0	誤った行為が発生したが, 患者には実施されなかった場合	なし
レベル1	誤った行為を患者に実施したが, 結果として患者に影響を及ぼすに至らなかった場合	なし

レベル2	行った医療または管理により，患者に影響を与えたまたは何らかの影響を与えた可能性がある場合	なし
レベル3a	行った医療または管理により，本来必要でなかった簡単な治療や処置（消毒，湿布，鎮痛剤投与等の軽微なもの）が必要となった場合	軽度（一過性）
レベル3b	行った医療または管理により，本来必要でなかった簡単な治療や処置が必要となった場合	中・高度（一過性）
レベル4	行った医療または管理により，生活に影響する重大な永続的障害が発生した可能性がある場合	高度（永続的）
レベル5	行った医療または管理が死因になった場合	死亡

（「独立行政法人国立病院機構における医療安全管理のための指針」（平成19年改定）より引用）

　また，全国国立大学附属病院も平成17年に「国立大学附属病院における医療上の事故等の公表に関する指針」において，患者への影響レベルを基準とした分類を示している（表2-3）．医療側に過失があり，過失との因果関係があるレベル3b以上の患者への影響があった事例の公表を義務づけている（表2-4）．

表2-3　患者影響レベルによる分類

影響レベル（報告時点）	傷害の継続性	傷害の程度	内　容
レベル0	−	−	エラーや医薬品・医療用具の不具合が見られたが，患者には実施されなかった
レベル1	なし	−	患者への実害はなかった（何らかの影響を与えた可能性は否定できない）
レベル2	一過性	軽度	処置や治療は行わなかった（患者観察の強化，バイタルサインの軽度変化，安全確認のための検査などの必要性は生じた）
レベル3a	一過性	中等度	簡単な処置や治療を要した（消毒，湿布，皮膚の縫合，鎮痛剤の投与など）
レベル3b	一過性	高度	濃厚な処置や治療を要した（バイタルサインの高度変化，人工呼吸器の装着，手術，入院日数の延長，外来患者の入院，骨折など）
レベル4a	永続的	軽度〜中等度	永続的な障害や後遺症が残ったが，有意な機能障害や美容上の問題は伴わない
レベル4b	永続的	中等度〜高度	永続的な障害や後遺症が残り，有意な機能障害や美容上の問題を伴う
レベル5	死亡	−	死亡（原疾患の自然経過によるものを除く）
その他	−	−	−

（平成17年「国立大学附属病院における医療上の事故等の公表に関する指針」より引用）

表 2-4　患者重症度と事例の公表方法

患者重症度／原因等	死亡又は重篤な障害残存事例（恒久）	濃厚な処置・治療を要した事例（一過性）	軽微な処置・治療を要した事例又は影響の認められなかった事例
1.「明らかに誤った医療行為又は管理」に起因して，患者が死亡し，若しくは患者に障害が残った事例又は濃厚な処置若しくは治療を要した事例．	・発生後又は覚知後，可及的速やかに公表 ・調査後に，自院のホームページに掲載する等により公表	・調査後に，自院のホームページに掲載する等により公表	
2.「明らかに誤った医療行為又は管理」は認められないが，医療行為又は管理上の問題に起因して，患者が死亡し，若しくは患者に障害が残った事例又は濃厚な処置若しくは治療を要した事例（医療行為又は管理上の問題に起因すると疑われるものを含み，当該事例の発生を予期しなかったものに限る）．	・公益財団法人日本医療機能評価機構への報告を通じて公表		
3. 上記 1，2 のほか，医療に係る事故の発生の予防及び再発の防止に資すると考えられる警鐘的な事例（ヒヤリハット事例に該当する事例も含まれる）．			

2-2　医療事故等の分類と代表的な対策

2-2-1　ヒヤリ・ハット

事例 6

　処方医はインベスタン®錠 1 mg（クレマスチンフマル酸塩）を処方した．調剤をした薬剤師は，イルベタン®錠 100 mg（イルベサルタン）を誤って調剤した．最終監査を行った薬剤師が誤った調剤が行われていたことに気づいたため，患者への交付には至らなかった．

（薬局ヒヤリ・ハット　共有すべき事例　2016 年 1 月を一部改変）

第2章 医療事故等の定義・分類　35

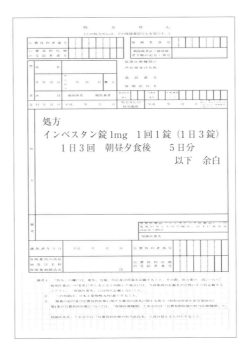

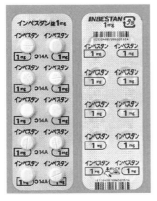
処方された薬剤
（インベスタン®錠，日医工）

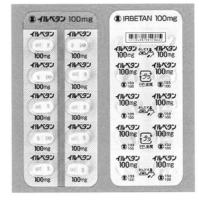
誤って調剤された薬剤
（イルベタン®錠，塩野義製薬）

背景・要因：ブランド名が命名された後発医薬品（インベスタン®錠1mg）と名称が類似する成分が異なる先発医薬品（ブランド名：イルベタン®錠100mg）との取り違えが発生した．
改善策：薬局内で発生した名称類似に関するヒヤリ・ハット事例をしっかり検証し，医薬品棚の配列や医薬品名の記載方法などを工夫した．

本事例は，調剤時の薬剤取り揃えの際に名称が類似する医薬品を取り違えたことによって発生した．薬剤の取り揃えをした薬剤師とは別の薬剤師が調剤薬監査（確認）をすることによって，誤りを発見し，患者への交付を未然に防ぐことができた．なお，2005 年 9 月厚生労働省の医薬食品局審査管理課長通知「医療用後発医薬品の承認申請にあたっての販売名の命名に関する留意事項について」で後発医薬品の販売名は "一般的名称（成分名，一般名）に剤型，含量，会社名（屋号等）を付す" と定められた（表 2-5）．後発医薬品の販売名は，原則として含有する有効成分に係る一般的名称を基本とした名称へ変更になった．しかし，本事例のようにそれ以前に承認された後発医薬品はブランド名が命名され販売されているため，注意が必要な組み合わせについては別途対策が必要である．

表 2-5 「医療用後発医薬品の承認申請にあたっての販売名の命名に関する留意事項について」の通知

1. 一般的名称を基本とした販売名を命名する際の取扱い
   製造販売承認のための承認申請書の名称欄の記載に関し，以下に留意の上，製造販売会社名が明確に判別できるようにした上で，原則として，含有する有効成分に係る一般的名称を基本とした記載とすること．なお，本取り扱いは，原則として，単一の有効成分からなる品目に適用されるものであること．
   (1) 全般的事項
      ア　販売名の記載にあたっては，含有する有効成分に係る一般的名称に剤型，含量及び会社名（屋号等）を付すこと．なお，一般的名称を基本とした記載を行わない場合は，その理由を明らかにする文書を承認申請書に添付して提出すること．
      イ　申請品目が日本薬局方に収載されている場合は，原則として，一般的名称は日本薬局方に収載されている名称を用いること．
      ウ　販売名中に会社名（屋号等）以外のアルファベットを加入する場合は，原則として 2 文字以上用いること．（例：SR，OD 等）なお，誤認されやすいものは使用しないこと．（例：CA，NA 等）
      エ　販売名に括弧（「　」，（　），【　】等）を用いないこと．（ただし，会社名（屋号等）を示す場合は除く．）とし，これらの符号を用いなければならない合理的な理由がある場合は，その理由を明らかにする文書を承認申請書に添付して提出すること．
   (2) 語幹に関する事項
      以下略
   (3) 剤型に関する事項
      以下略
   (4) 含量に関する事項
      以下略
   (5) 会社名（屋号等）に関する事項
      以下略
   (6) その他
      以下略

2. 規格追加又は剤型追加等の取扱い
   既承認品目の規格追加又は剤型追加等に係る品目の承認申請にあたっては，既承認品目の販売名に用いられているブランド名を基本として命名することで差し支えないこと．

（厚生労働省医薬食品局審査管理課長通知 薬食審査発第 0922001 号　平成 17 年 9 月 22 日）

2-2-2 インシデント

事例7

　以前から継続としてアシノン®錠75 mg（ニザチジン）を服用中の患者が本日も同様の内容の処方箋を持って，薬局に来局した．その際にお薬手帳も持参したので現在服用している薬剤を確認したところ，他病院にてネキシウム®カプセル20 mg（エソメプラゾールマグネシウム水和物）とツムラ六君子湯エキス顆粒が処方されていることがわかった．患者は，先日お腹の調子が悪く，他病院を受診したら胃薬を処方してもらったので，一緒に服用していると話された．アシノン®錠75 mgとネキシウム®カプセル20 mgを数日間併用していた可能性があったが，患者に体調の変化はなかった．アシノン®錠75 mgを処方した処方医に併用薬について疑義照会したところ，アシノン®錠75 mgは削除となった．

（薬局ヒヤリ・ハット　共有すべき事例　2016年3月を一部改変）

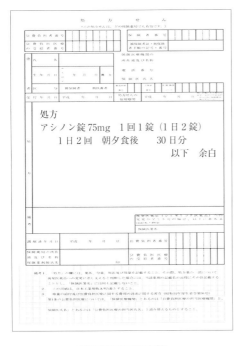
継続服用の処方箋

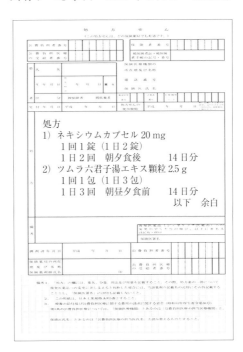
他病院の処方箋

背景・要因：診察を受けた医院が混雑していて，患者自身もお薬手帳を出しそびれてしまい，お薬手帳の確認をしてもらってなかった．
改善策：お薬手帳は重要な情報源であるため，医療機関では必ず確認するようにする．患者は，普段かかっていない医療機関でなかなか発言できず情報を伝えられない場合もある．お薬手帳の携帯と提示を普段から啓蒙する．

本事例は，薬効が重複する薬剤が別々の医療機関から処方されていたが，確認のもれによって実際に両薬剤を患者が服用していた．幸いにも患者に体調の変化などが発生していないが，両薬剤が処方されていることに未然に気づき服用を回避できなかったために「インシデント事例」として紹介した．

診察時および薬局来局時に患者から服用中の薬剤について十分な情報収集が行われなかったことによって発生した事例と考えられる．このような事例を未然に防ぐためには，お薬手帳の活用による情報収集が有効であることを患者ならびに医療従事者が理解する必要がある．

現在，電子機器の普及によりお薬手帳（電子版）の利用が広まりつつある．平成27年9月24日に公表された「健康サポート薬局のあり方について」（健康情報拠点薬局（仮称）のあり方に関する検討会報告書）では，お薬手帳を「患者が服用中の医薬品に関する理解を深めることができる，患者が服用後の状態などを記入することでコミュニケーションのツールとして副作用等の把握等に活用できる，他の医療機関等が服用中の医薬品を把握できる」とし，特に電子版については「その普及に当たり，1つのお薬手帳で過去の服薬情報を一覧できること，個人情報の保護に十分留意すること，異なるシステム下でも医療関係者で情報が共有化できること，医療情報ネットワークの普及を見据えてフォーマットを統一することなどの検討が必要である」としている．厚生労働省医薬・生活衛生局総務課長通知（薬生総発1127第4号）平成27年11月27日「お薬手帳（電子版）の運用上の留意事項について」では，これらの点をふまえて改めて「お薬手帳」の意義および役割が明記された（表2-6）．

表2-6 「お薬手帳（電子版）の運用上の留意事項について」の通知

第一　お薬手帳の意義及び役割
　お薬手帳は，利用者本人のものであり，次の意義及び役割があること．
　1　利用者自身が，自分の服用している医薬品について把握するとともに正しく理解し，服用した時に気付いた副作用や薬の効果等の体の変化や服用したかどうか等を記録することで，医薬品に対する意識を高めること．
　2　複数の医療機関を受診する際及び薬局にて調剤を行う際に，利用者がそれぞれの医療機関の医師及び薬局の薬剤師等にお薬手帳を提示することにより，相互作用や重複投与を防ぎ，医薬品のより安全で有効な薬物療法につなげること．

第二　提供薬局等が留意すべき事項　以下略（項目のみ）
　1　薬剤師等による利用者への説明
　2　お薬手帳サービスの集約
　3　データの提供方法
　4　データの閲覧・書込
　5　お薬手帳サービスの選択及びデータの移行

第三　運営事業者等が留意すべき事項　以下略（項目のみ）
　1　全般的事項
　2　データ項目
　3　データの提供
　4　データの閲覧
　5　データの移行
　6　個人情報保護
　7　関連サービスについて

第四　その他　以下略

(厚生労働省医薬・生活衛生局総務課長通知 薬生総発1127第4号　平成27年11月27日)

Column　電子お薬手帳

　「健康サポート薬局のあり方について」（健康情報拠点薬局（仮称）のあり方に関する検討会報告書　平成27年9月24日）において，お薬手帳の電子版の普及に関する留意点が示された．検討が必要であるとした内容には，「1つのお薬手帳で過去の服薬情報を一覧できること，個人情報の保護に十分留意すること，異なるシステム下でも医療関係者で情報が共有化できること，医療情報ネットワークの普及を見据えてフォーマットを統一することなど」が挙げられた．さらに，厚生労働省医薬・生活衛生局総務課長通知「お薬手帳（電子版）の運用上の留意事項について」（薬生総発1127第4号　平成27年11月27日）において，お薬手帳（電子版）の運用上の具体的な留意点も示された（表2-6参照）．提供薬局等の主な留意点には，「利用者に対してお薬手帳の意義・役割及び利用方法等について十分な説明を行い，理解を得た上で提供すること，利用者が複数のお薬手帳を利用している場合には利用者が希望した1つのお薬手帳にまとめること，利用者の求めに応じて少なくともQRコードにて情報を出力すること，処方・調剤される医薬品が変更された場合等には，利用者及び医療関係者が認識しやすいよう，注意事項欄に記載することが望ましいこと，提供薬局等の事情により，利用者のお薬手帳サービスの選択が制限されることのないよう留意すること」などがある．また，運用事業者等の主な留意点には「提供薬局等が留意すべき事項」を満たすことができるよう留意すること」などとしている．

　これらをふまえて日本薬剤師会や日本保険薬局協会などの関連団体や大手チェーンドラッグストアなどによってお薬手帳（電子版）の運用が開始されている．いずれにおいても，お薬手帳（電子版）の運用上の留意点を考慮した機能を有している．スマートフォンに専用のアプリをダウンロードすると利用が開始できる．服用する薬剤情報，保険薬局施設情報，アレルギー歴等の利用者情報など管理登録機能や複数の保険薬局の薬剤情報の同期機能などを有しており，利用する患者の服用薬剤の一元管理に寄与している．

　代表的な運用例（画面表示例）を以下に示した．

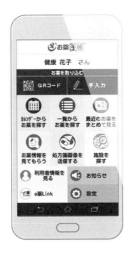　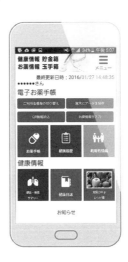

　　　eお薬手帳（日本薬剤師会）　　　お薬情報玉手箱（日本保険薬局協会）

2-2-3 アクシデント

事例 8

　本態性振戦と診断した患者に対して，β遮断薬のアルマール®錠10 mg（アロチノロール塩酸塩）を処方するところを，処方医が誤って経口血糖降下薬のアマリール®錠1 mg（グリメピリド）を処方してしまった．さらに，処方箋を応需した調剤薬局の薬剤師は，初めて来局された患者であったが患者にインタビューすることなく，そのままアマリール®錠1 mgを調剤した．患者は，その夜と翌朝にアマリール®錠1 mgを1錠ずつ服用し，低血糖により意識がはっきりしなくなり，病院に緊急入院した．
（日本医師会編　医療従事者のための医療安全対策マニュアル　事例リストを一部改変）

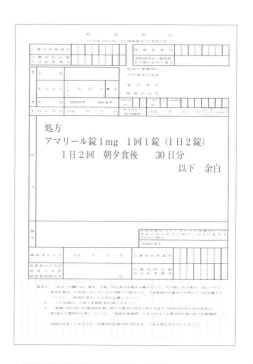

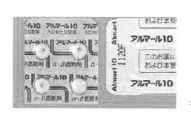

処方を予定していた薬剤　　　　　誤って処方された薬剤

（旧アルマール錠，大日本住友製薬）　　（アマリール®錠，サノフィ）

背景・要因：薬名（商品名）が類似していることによって処方作成の際に誤りが発生した．本態性振戦治療薬（アルマール錠）に対して糖尿病治療薬（アマリール®錠）が処方されていたにもかかわらず，調剤薬局における薬歴のチェック，患者インタビュー，医師への疑義照会が十分でなかった．院内の薬剤科では外来処方の院外発行時に事前に処方内容をチェックしていなかった．
改善策：処方ミスが発生しないように処方オーダ・電子カルテの薬名入力は，少なくと

も 3 文字入力を徹底する．注意薬剤（糖尿病治療薬や抗がん剤など）の処方時には，処方オーダ・電子カルテの画面に処方内容の確認機能を付加する．院内の薬剤師，院外保険薬局の薬剤師による薬歴チェック機能，患者インタビュー，医師への疑義照会の充実をはかる．具体的には，本患者のように初回処方された場合には患者にインタビューして医師による診断結果等を再確認し，処方内容と乖離が認められたら必ず疑義照会する．

　本事例は，薬剤の名称が類似していたこと，注意すべき薬剤の確認が十分行われなかったことによって発生した．
　特に安全管理が必要な医薬品（以下，ハイリスク薬）については，平成 20 年度の診療報酬改定および平成 22 年度の調剤報酬改定で必要な薬学的管理および指導を行ったときに算定できるように薬剤管理指導料，特定薬剤管理指導加算がそれぞれ新設された．したがって，医療機関と保険薬局の薬剤師が薬学的管理上の有用な情報を共有・提供する取組みも様々な形で実施されている．さらに，平成 24 年度の診療報酬改定では，病棟薬剤業務実施加算が新設されその算定要件の一部に，「患者又はその家族に対し，ハイリスク薬等の説明を投与前に行うこと」が必要とされている．このようにハイリスク薬の概念は，広く重要性が認識されるようになり，「ハイリスク薬」は文字どおり，医療従事者にとって使い方を誤ると患者に被害をもたらす薬の総称となった．ハイリスク薬が処方されている患者に対しては，患者の病態および服薬状況を把握した上で，副作用の早期発見，重篤化防止のための継続的な服薬指導や薬学的管理を行うことが重要である（表 2-7）．

表 2-7　ハイリスク薬に関する業務ガイドライン（Ver 2.2）

（1）ハイリスク薬の定義（一部抜粋）
A）厚生労働科学研究「医薬品の安全使用のための業務手順書」作成マニュアルにおいて，「ハイリスク薬」とされているもの
　　①投与量等に注意が必要な医薬品
　　②休薬期間の設けられている医薬品や服用期間の管理が必要な医薬品
　　③併用禁忌や多くの薬剤との相互作用に注意を要する医薬品
　　④特定の疾病や妊婦等に禁忌である医薬品
　　⑤重篤な副作用回避のために，定期的な検査が必要な医薬品
　　⑥心停止等に注意が必要な医薬品
　　⑦呼吸抑制に注意が必要な注射剤
　　⑧投与量が単位（Unit）で設定されている注射剤
　　⑨漏出により皮膚障害を起こす注射剤
B）平成 28 年度の診療報酬改定により見直された薬剤管理指導料 1 のハイリスク薬
薬剤管理指導料 1 は，以下の指定されている薬剤を用いている患者に薬学的管理が実施された場合に算定する．
　　①悪性腫瘍剤
　　②免疫抑制剤
　　③不整脈用剤
　　④抗てんかん剤
　　⑤血液凝固阻止剤
　　⑥ジギタリス製剤
　　⑦テオフィリン製剤
　　⑧カリウム製剤（注射薬に限る）

⑨精神神経用剤
⑩糖尿病用剤
⑪膵臓ホルモン剤
⑫抗 HIV 薬
C）上記以外で，薬剤業務委員会において指定した「ハイリスク薬」
　　①治療有効域の狭い医薬品
　　②中毒域と有効域が接近し，投与方法・投与量の管理が難しい医薬品
　　③体内動態に個人差が大きい医薬品
　　④生理的要因（肝障害，腎障害，高齢者，小児等）で個人差が大きい医薬品
　　⑤不適切な使用によって患者に重大な害をもたらす可能性がある医薬品
　　⑥医療事故やインシデントが多数報告されている医薬品
　　⑦その他，適正使用が強く求められる医薬品

（2）ハイリスク薬を対象とした業務の注意点（一部抜粋）
抗悪性腫瘍薬
・患者に対する治療内容（レジメン）の説明による理解の向上
・化学療法に対する不安への対応
・医師と薬剤師が作成したプロトコールに基づく処方設計
・治療内容（レジメン）に基づく処方内容（薬剤名，用法用量，投与速度，投与期間，休薬期間
　等）の確認
・腫瘍マーカー等による治療効果の確認
・他剤との相互作用等の確認
・副作用の防止および副作用の早期発見とその対策
・適切な支持療法の提案
・患者に最適な疼痛緩和のための情報収集，処方提案と患者への説明

糖尿病用薬
・血糖値の測定等による治療経過の確認
・低血糖症状出現（他の糖尿病薬との併用や高齢者，服用量や服用時間の誤り，食事摂取をしな
　かった場合）等に注意し，ブドウ糖携帯の指導
・低血糖および低血糖症状出現時の対処法の指導
・服用時間の確認，服用忘れ時の対処法についての指導

（一般社団法人日本病院薬剤師会，平成 28 年 6 月 4 日改訂）

2-2-4　医療過誤（調剤過誤）

事例 9

　健康診断を受けた男性患者に胃潰瘍の疑いがあるとして，ピロリ菌除菌目的に 3 剤併
用療法（アモリン® カプセル（アモキシシリン水和物），クラリス® 錠（クラリスロマイ
シン），タケプロン® カプセル（ランソプラゾール））による薬剤が処方された．処方箋を
応需した薬局の薬剤師（1 年目）は「アモリン® カプセル」を誤って睡眠薬「アモバン®
錠（ゾピクロン）」で調剤し，『朝夕食後に 3 錠ずつ飲むこと』と患者に説明して 7 日分
を投薬した．患者は説明通りアモバン® 錠を服用したが，そのたびに眠気やだるさを感じ
ていた．4 日目の服用後，もうろうとした状態で車を運転し，事故を起こしてしまった．
　（日本薬剤師会編　調剤行為に起因する問題・事態が発生した際の対応マニュアル
　　PHARM-2E 分析法　記入事例を一部改変）

第2章 医療事故等の定義・分類　43

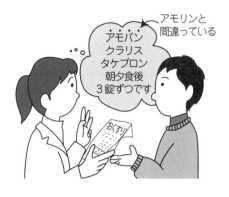

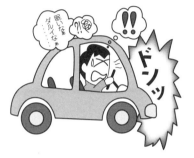

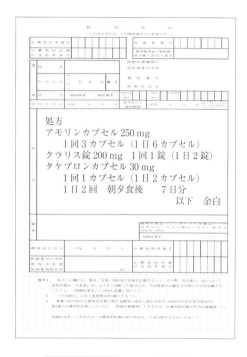

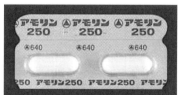

処方を予定していた薬剤　⇒　誤って調剤された薬剤

（アモリン®カプセル，武田テバ薬品）　（アモバン®錠，サノフィ）

背景・要因：薬名（商品名）が類似していることによって調剤の際に誤りが発生した．発行された処方箋も手書きであり，薬剤名の判別が行いにくかったこと，薬剤師も経験が不足していたためピロリ菌除菌に対する3剤併用療法に対する知識が十分ではなかった．複数の薬剤師によるダブルチェックが行われておらず，調剤をした薬剤師が調剤薬監査を自分で行い，患者への服薬指導をしていた．

改善策：調剤時，特に手書き処方箋など薬剤名の判別が困難な場合は，医師への疑義照会を徹底する．個々の薬剤師は自己研鑽をしっかり行うこととともに薬局内の業務手順を見直し，調剤の各工程において複数の薬剤師によるチェック体制が実施できるように整備する．

本事例は，薬剤の名称の確認を行わなかったこと，薬局内での相互確認が十分行われなかったことによって発生した．

薬剤の名称については類似する組み合わせに関する注意喚起がなされている．日本医療機能評価機構が発表する「医療安全情報」や「薬局ヒヤリ・ハット事例収集・分析事業」では報告があった事例を紹介し，注意を促している（図 2-1，図 2-2）．これらの分析で，薬剤名の頭文字が 3 文字以上一致する組み合わせでは特にオーダリングシステムにおいて薬剤名の選択するときの確認とオーダを確定するときの再確認が重要であること，頭文字が 2 文字一致する組み合わせでは音韻的および視覚的な類似性が高いことを取り違えの要因として解析している．一方，調剤の過程においては，処方箋に記載されている薬剤名と薬剤棚や薬剤に表示されている薬剤名を目で見て確認するため，視覚的な類似性が高いことを薬剤取り違えの要因と解析している．対策としては各医療機関や薬局で採用している名称類似・外観類似の医薬品について把握し，取り違えが生じやすい薬剤の組み合わせについての注意喚起・情報共有を行うこと，調剤時に医薬品名を指さし，名称を読み上げて調剤すること，名称が類似する薬剤は，医薬品棚や引き出しに配置する際に場所を離して保管すること，取り違えやすい医薬品のうちハイリスク薬などは，医薬品棚の配置場所に類似薬剤の取り違え注意を促すラベルを貼りつけることなどの対策も有効である．調剤時，調剤薬監査時の処方内容の確認とともに，調剤室内の薬剤の配置などシステムの工夫に関する改善策が挙げられる．

薬局内での相互確認については各医療施設や薬局の状況にもよるが，複数の薬剤師が調剤業務に対応できる体制がとれる薬剤師数の確保や配置など確実な実施に対する配慮が重要となる．また，調剤および調剤薬監査について業務手順・監査マニュアルを整備すること，経験の浅い薬剤師が疑義を感じた場合等に速やかに経験者に連絡をとり，相談ができる体制を構築しておくことなどが挙げられる．

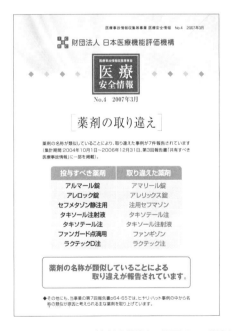 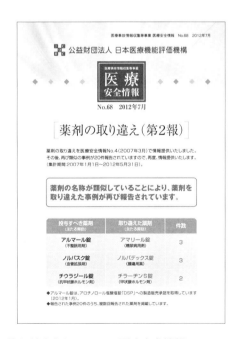

図 2-1　薬剤名類似に起因する「薬剤の取り違え」についての医療安全情報

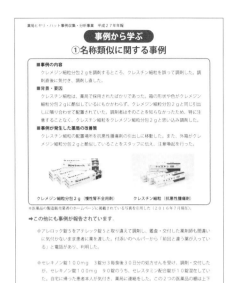

図2-2 「名称類似に関する事例」薬局ヒヤリ・ハット事例収集・分析事業（事例から学ぶ）

2-2-5 医療事故

事例10

　患者は認知症と不安の精査加療目的による入院であった．看護師が準備した薬剤を患者自身がPTP包装から取り出し内服していた．いつも通り看護師は薬袋から薬剤をトレイに準備して，患者の前に置き，向かい合って内服する様子を見守っていた．アリセプト®錠5 mgを飲み終えた際に，看護師はPTP包装がカラ（空）になっていることを確認した．2剤目のメマリー®錠20 mg服用の際に患者から視線を離したところ，トレイにPTP包装が残っていなかった．患者本人に確認するとPTP包装のまま飲んだと返答した．担当医を呼び，内視鏡にて食道にあったPTP包装を除去した．
（日本医療機能評価機構　医療事故情報等収集事業　第23回報告書　平成22年12月22日　事例を一部改変）

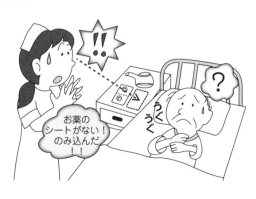

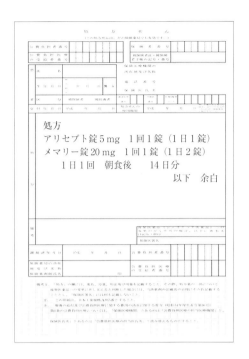
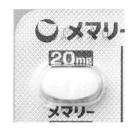

2剤目に患者が服用したメマリー®錠20 mg

（上記のようなPTP包装のまま服用）
（第一三共）

背景・要因：患者は認知または一時的な意識障害を有することが予想される．看護師による薬剤内服時の観察が不十分な事例とも考えられるが，今までは患者自身によってPTP包装から薬剤を取り出して服用することができていたことから，患者自身の注意不足による患者側の要因も有する医療事故と考えられる．
改善策：患者の認知および意識状態から，看護師による薬剤内服時の観察を徹底する，またはPTP包装から薬剤を取り出すまで準備してから患者に服用をしてもらう．

　本事例は，患者による薬剤の不適切な服用によって発生した．
　PTP（press through package）包装は，薬剤をアルミなどとプラスチックで1錠ずつ分けて包装された形態であり，薬剤の空気への接触などによる変質を防ぎ，かつ薬剤を簡便に取り出すことができる包装である．しかし，高齢者を中心に薬剤を取り出さないまま直接服用する事故が多数報告され，日本薬剤師会，日本病院薬剤師会，日本製薬団体連合会は注意喚起を促すポスターを作製した（図2-3）．ポスターではPTP包装からの正しい薬剤の取り出し方や誤ってそのまま服用した際の危険性をイラストや写真をまじえてわかりやすく説明している．一方，厚生労働省から誤飲防止に関する留意点を周知するために誤飲防止対策がまとめられている（表2-8）．具体的な防止対策として，PTP包装シートを，調剤・与薬時等に不必要にハサミなどで1つずつに切り離さないよう留意すること，高齢者，誤飲の可能性のある患者および自ら医薬品の管理が困難と思われる患者に対しては，家族等介護者に対して注意喚起（内服時の見守り等）を行うこと，必要に応じて一包化による処方を検討すること，など患者本人とともに家族等や医療者に対してそれぞれ必要な対策を掲げている．

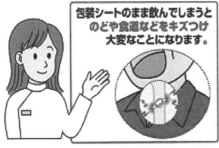

図 2-3 PTP 包装の誤飲についての注意喚起を促すポスター
（日本薬剤師会，日本病院薬剤師会，日本製薬団体連合会）

表 2-8 「PTP 包装シート誤飲防止対策について」の通知

---
1. PTP 包装シートには誤飲防止のため，1 つずつに切り離せないよう，あえて横又は縦の一方向のみにミシン目が入っていることから，調剤・与薬時等に不必要にハサミなどで 1 つずつに切り離さないよう留意すること．

2. 患者及び家族等に，可能な限り 1 つずつに切り離さずに保管し，服薬時には PTP 包装シートから薬剤を押し出して薬剤のみを服用するよう，必要に応じて指導すること．特に，調剤・与薬時に薬剤数に端数が生じ，やむを得ず，1 つに切り離して調剤・与薬を行う場合には，PTP 包装シートの誤飲がないよう，十分指導すること．また，高齢者，誤飲の可能性のある患者及び自ら医薬品の管理が困難と思われる患者に対しては，家族等介護者に対して注意喚起（内服時の見守り等）を行うこと．

3. 高齢者，誤飲の可能性のある患者及び自ら医薬品の管理が困難と思われる患者については，必要に応じて一包化による処方を検討すること．なお，薬局においても一包化による調剤の対象となるかどうかを検討し，必要に応じて処方医に照会の上，一包化による調剤を実施すること．

（医政総発 0915 第 2 号　薬食総発 0915 第 5 号　薬食安発 0915 第 1 号　平成 22 年 9 月 15 日）

2-3 確認問題

問1. 「ヒヤリ・ハット」を説明する内容として適切なのはどれか. 次の中から1つ選べ.
1. 医療に関わる場所で医療の全過程において発生する人身事故
2. 実際に患者に損失を与えた事故
3. 患者に健康被害が発生することはなかったが, "ヒヤリ" としたり, "ハッ" とした出来事
4. 診療の過程において患者に発生した望ましくない事象

問2. 2005年9月厚生労働省の医薬食品局審査管理課長通知「医療用後発医薬品の承認申請にあたっての販売名の命名に関する留意事項について」で定められた後発医薬品の販売名に必要となる項目はどれか. 次の中からすべて選べ.
1. 一般名　　2. 含量　　3. 商標　　4. 会社名　　5. 剤型

問3. 特に安全管理が必要な医薬品として平成20年度の診療報酬改定で定められたハイリスク薬はどれか. 次の中からすべて選べ.
1. ヘパリン　　　2. エピネフリン　　　3. インスリン
4. ジゴキシン　　5. シクロフォスファミド

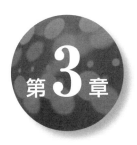

医療事故等の発生要因と分析法

> **本章のねらい**
>
> 　医療事故等には発生につながる複数の要因が存在する．様々な発生要因を整理し，医療事故等を客観的に分析する方法を理解する．分析結果に基づいた再発および未然防止法について，提案できるように理解を深める．

3-1 医療事故等の発生要因と防止法

3-1-1　ヒューマンエラー

　医療現場で医療事故等が発生したときには，「行われるべき医療行為」と「実際に行われた医療行為」の間に相違がある．上記の相違は，主に医療行為を行った医療従事者の故意または過失（ヒューマンエラー）により発生する．

　ヒューマンエラーの定義は様々であるが，WHO の患者安全の国際分類（International Classification for Patient Safety）では，「意図した行動をしそこなうことや誤った計画を実施すること」としている．一方，英国の心理学者 J. Reason は，「意図した目的を達するために行う一連の精神的，身体的活動において発生した偶然ではない間違い」としている．エラーが発生した際の不安全な行為を意図した行為と意図しない行為に分け，4種類に分類した（図3-1）．前者は，ミステイク（Mistake）とバイオレーション（Violation），後者はラプス（Lapse）とスリップ（Slip）が該当する．ミステイクはルールの誤った適応など計画段階での誤りがあり，バイオレーションは種々の理由によるルール違反があり，意図した行為または違反行為がエラーにつながるとした．ラプスは意図を忘れるなど記憶段階で，スリップは順序やタイミングの誤りなど実行段階で意図した行為が実行できず，意図しない行為がエラーにつながるとした．ヒューマンエラーはいずれのタイプおよび段階においても発生すると考えた．

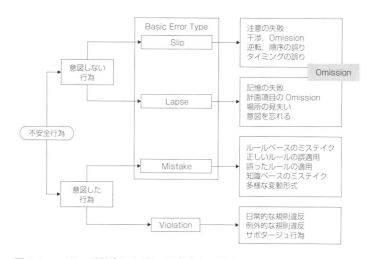

図 3-1 エラーが発生した際の不安全な行為とヒューマンエラーの分類

3-1-2 ヒューマンエラー発生のメカニズム

ドイツの心理学者 K. Lewin は，人間の行動を個々の特性と環境の相互作用によって決まると説明している．この観点から，ヒューマンエラーは人間の特性と環境によって決定された行動が，ある許容範囲を逸脱して発生するものと考えられる．医療事故事例を解析すると，個々の特性と環境が合致しない場合にエラーが引き起こされることが多い．例えば，人間は生物であるがゆえ生理的特性（体内時計，加齢など）を生まれながらに有している．生理的特性は普遍的な側面があり，この特性と合致しないある環境下において誰もがエラーを起こしやすくなる．人間の特性を理解して，かつ人間の行動に影響を与えるのは環境が重要な因子となることを理解する必要がある（表 3-1）．

「人は誰でも間違える」という普遍的な事実に基づくと，「エラーが起こりにくく，エラーを許さず，エラーに気づける」などのシステムによる環境の整備が医療事故等の防止（セイフティマネジメント）には重要である．医療においても，安全なシステム構築を目的としたヒューマンファクター工学が注目されている．

表 3-1 主なヒューマンエラーの発生要因

人的要因	環境要因
生理的特性 認知的特性 社会心理的特性	作業環境 人間関係 時間的制限 業務量 不適切な手順書等 整備・点検不良な機器

Column　ヒューマンファクター工学

　人的要因（ヒューマンファクター）によって発生した事故（航空機事故，原子力発電所プラント事故，鉄道事故，医療事故など）の安全上・品質上・サービス上問題となる出来事の改善や防止を目的に分析を試みる中から生まれた学問である．

　医療はヒューマンエラーを誘発する要因が極めて多く，ヒューマンエラー発生後の多重防護壁が極めて弱い特徴を有することから，ヒューマンファクターによって事故やインシデントが発生しやすい．「人」というシステムがヒューマンエラーを起こさないように安全なシステム構築を目指す．

3-1-3　ヒューマンエラー防止の考え方

　ヒューマンエラーには発生防止と拡大防止の2段階の対策がある．つまり，エラーの絶対数を減らすこと，エラーを早期に発見し修正作業を行うこと，エラーが発生した際に被害を最小限とするために備えることが挙げられる．以上まとめると，エラー対策は以下の4つの段階とすることができる．

STEP 1：危険を伴う作業数を減らす（minimum encounter）
STEP 2：各作業においてエラー確率を低減する（minimum probability）
STEP 3：多重のエラー検出策を設ける（multiple detection）
STEP 4：被害を最小限にするために備える（minimum damage）

　STEP 1およびSTEP 2は主に「発生防止」に視点をおいた対策であり，STEP 3およびSTEP 4は主に「拡大防止」に視点をおいた対策である．この考え方から4つのステップに基づいてエラー防止のために戦術的なアプローチを行う方法が4 STEP/Mである．4 STEP/Mを利用したエラー対策発想手順と具体的なエラー対策例を示す（表3-2）．

表3-2　4 STEP/M を利用したエラー対策発想手順と具体的なエラー対策例

4 STEP/M	エラー対策発想手順	具体的なエラー対策例
① 危険を伴う作業数を減らす （minimum encounter）	(1) やめる	・与薬をやめる ・転記をやめる（電子カルテ導入） ・調合をやめる（ダブルバッグ使用）
② 各作業においてエラー確率を低減する （minimum probability）	(2) できないようにする	・接続できないようにする 　（輸液ラインと経腸栄養シリンジ）
	(3) わかりやすくする	・色分けする（カテーテル薬液注入口） ・順番を記入する（機器のスイッチ）

		(4) やりやすくする	・整理整頓する（作業台等）
		(5) 知覚させる	・適切な休息をとる
		(6) 予測させる	・潜在的危険性の知覚訓練をする ・ヒヤリ・ハット事例を共有する
		(7) 安全優先の判断をさせる	・作業の中断をしない ・決められた手順を省略しない
		(8) 能力を持たせる	・定期的な教育をする（輸液ポンプ等）
③ 多重のエラー検出策を設ける（multiple detection）		(9) 自分で気づかせる	・指さし呼称を行う ・繰り返しチェックを行う
		(10) エラーを検出する	・ダブルチェックを導入する ・チェックリストを使用する
④ 被害を最小限にするために備える（minimum damage）		(11) 被害に備える	・救急体制を決めておく ・代わりの手段を準備する

Column　フェールセーフとフールプルーフ

　ヒューマンファクター工学によって提唱される代表的な事故防止システムである.

　フェールセーフ（failsafe）とは，機械の故障や人間のミスが発生した際に常に安全が確保されるように機械やシステムを設計することをいう. 例えば，「輸液ポンプによって薬液を投与するときにルート内に気泡を感知したら動作を停止しアラームで知らせる」といった輸液ポンプを使用した場合などがあたる.

　フールプルーフ（foolproof）とは，人間のエラーの特性をふまえて知識や経験の浅い初心者等が作業を行った際にミスが起きにくい，あるいは起きても危険な状況にならないようにシステムを作ることをいう. 例えば，「注射薬の投与で使用する輸液ラインのコネクターには形状やサイズが異なり，経腸栄養剤投与用のシリンジ（カテーテル用シリンジ）が接続できない」といった場合などがあたる.

3-1-4　危険予知トレーニング

　4 STEP/M の中で主に「発生防止」に視点をおいた STEP 2：各作業においてエラー確率を低減する，の具体的な対策例に「潜在的危険性の知覚訓練をする」が挙げられている. 各種産業界でも導入される代表的なトレーニング法が危険予知トレーニング（KYT：Kiken Yochi Training）である.

　ヒューマンエラーは偶発的に発生するのではなく，環境などの様々な要因によって誘発される. したがって，潜在する危険要因に気づいて察知する能力を養うことは重要と考えられる. KYT は，潜在する危険に対する感受性の向上，物事への集中力，問題解決能力，実践への意欲

を高めることを目的としたトレーニングであり，ヒューマンエラーの防止に有効な方法と考えられる．

　KYT 研修は数名のグループディスカッションによって進められる．一般には以下の 4 つのラウンドに沿って行われる．

　　第 1 ラウンド：潜在する危険を探す（現状把握）
　　第 2 ラウンド：重要な危険を見極める（本質追究）
　　第 3 ラウンド：個々が対策を考える（対策樹立）
　　第 4 ラウンド：グループとしての行動を決める（目標設定）

　日常の医療現場では複数の医療スタッフが協働して作業を行うことから，KYT 研修は実際の医療現場における危険回避をイメージしながら実施することができる．また，医療現場の事例においては第 5 ラウンド（実施）および第 6 ラウンド（評価）を追加して実施することもある．グループが決定した目標を実施，評価することによって，目標がブラッシュアップされ改善が進められていく．

3-1-5 ヒヤリ・ハット事例の収集と経験則

　4 STEP/M の中で主に「発生防止」に視点をおいた STEP 2：各作業においてエラー確率を低減するための具体的な対策例に「ヒヤリ・ハット事例を共有する」が挙げられている．まさに，各医療機関や国によってヒヤリ・ハット事例が収集されている理由となる．

　エラー確率を解析した代表的な経験則にハインリッヒの法則がある．ハインリッヒの法則とは，1929 年にアメリカの保険会社の安全技術者 H. W. Heinrich が約 55 万件の労働災害を調査した結果，提唱された法則である．重大な災害が 1 件発生したら，その背景には 29 件の軽微な災害が発生しており，さらに 300 件の無傷の災害が発生しているという経験則である（図 3-2）．重大な災害は突然発生するのではなく，因果関係は有無を問わず多くの軽微または無傷の災害の上に発生していること，多くの無傷の災害（ヒヤリ・ハット事例に相当）を認知しその対策を立てることが重大な災害を未然に防ぐことにつながると考えられている．

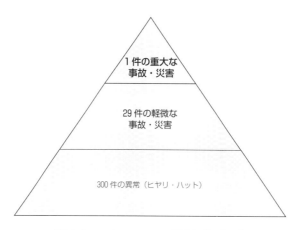

図 3-2 ハインリッヒの法則（概念図）

同様の経験則にバードの法則がある（図 3-3）．バードの法則とは，1969 年にアメリカの保険会社の F. E. Bird が 21 業種 297 社，約 175 万件の労働災害を分析したところ，1 件の重大事故が発生すると 10 件の軽症な傷害事故，30 件の人的被害のない物損事故，600 件の傷害や損害のない事故（ヒヤリ・ハット事例に相当）が背景に存在するという経験則である．

以上から，ハインリッヒの法則やバードの法則のような経験則は，ヒヤリ・ハット事例の収集による情報の共有によってヒューマンエラーの軽減につながると考える理論的根拠となる．

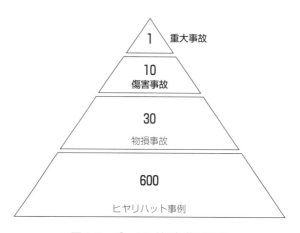

図 3-3 バードの法則（概念図）

Column　スイスチーズモデル

スイスチーズモデル（Swiss cheese model）とは，1990 年にイギリスの心理学者 J. Reason が提唱したリスク管理に関する考え方の 1 つである．組織における事故発生過程

の概念として事故が発生するまでの過程で事故を防ぐために存在する多重防護壁にスイスチーズの穴のような問題があり，危険が全過程で見過ごされたときに事故が発生するとした．スイスチーズの穴のような問題はシステムに存在する潜在的要因と考えた．

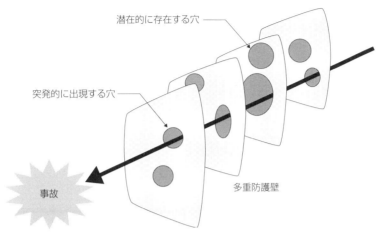

スイスチーズモデルの概念図

3-2 医療事故等の分析法

3-2-1 医療事故等の再発および未然防止と主な分析法

発生した医療事故等を分析し，その発生要因を解析することによって再発防止に生かすことは重要である．また，日常業務の中に潜む危険箇所を特定し事故の発生を未然に防止することも効果的である．厚生労働省，医療安全対策検討会議，医療安全管理者の質の向上に関する検討作業部会がまとめた「医療安全管理者の業務指針および養成のための研修プログラム作成指針」では，発生した医療事故等の発生要因の解析を目的とした分析法にSHELモデル，4M-4E，PHARM-2E，RCAが，医療事故等を未然に防止することを目的とした分析法にFMEAが挙げられている．

これらは，医療事故等の再発および未然防止を目的として，多くの医療機関で利用されている代表的な分析法である．

3-2-2 SHELモデル

SHELモデルとは，1972年E. Edwards教授が提唱した基本モデル（S：software（ソフトウェア），H：hardware（ハードウェア），E：environment（環境），L：liveware（人））に，KLMオランダ航空のF. H. HawkinsによってL：liveware（人）が加えられ，事故に関わった

当事者とそれ以外の人との関係を表すことができるようにした改良モデルである．主に航空業界の事故分析に利用されてきたが，医療現場における事故分析にも応用されている．

　医療事故等に関わった当事者の状況（L：liveware）に対して，手順書やマニュアル・規定等の要素（S：software），取り扱う機器や施設の設備・構造等の要素（H：hardware），勤務時間や作業空間等の要素（E：environment），上司や同僚・患者など周りの人的要素（L：liveware）の各観点から発生した事故の要因を分析し再発を予防することを目的とした方法である（図3-4）．さらに，事故分析に重要な観点と考えられる管理（m：management）を加えた改良モデルのm-SHELモデルや人的要素の中でも患者（P：patient）を独立して加えた医療用改良モデルのP-mSHELモデルも提案され応用されている．

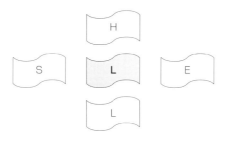

図3-4　SHELモデル（概念図）

事例11　SHELモデルを利用した医療事故等の分析例

名称が類似する薬剤（ハイリスク薬）の取違いミスの発生により患者が誤った薬剤を服用することとなり低血糖を発症し緊急入院した事例

	要因	対応策
S	・ハイリスク薬の取扱いに関するルールがなかった．	・ハイリスク薬の取扱いに関するルールを手順書に明記する．
H	・名称が類似する薬剤が取扱品目として採用されていた．	・薬剤の採用時に名称についても十分に検討する．
E	・調剤棚にハイリスク薬である旨の表記がなかった．	・調剤棚にハイリスク薬の表記を徹底する． ・ハイリスク薬をまとめた調剤棚を新たに設置し注意喚起を促す．
L	・昼休みの勤務体制が手薄であり，調剤者が自己監査を行い投薬していた．	・昼休みについても勤務体制を見直し，複数の薬剤師で調剤を行う（調剤監査は必ず別の薬剤師が行う）．
L当事者	・ハイリスク薬に対する認識が薬剤師間で異なっていた．	・ハイリスク薬に関する取扱いルールや調剤棚の表記・配置などを定期的な研修会を実施しすべての薬剤師に周知する．

3-2-3 4 M-4 E

4 M-4 E とは，4つの M（man（人），machine（機器・設備），media（環境），management（管理））と4つの E（education（教育・訓練），engineering（技術），enforcement（強化・徹底），example（事例））から，医療事故等の要因を分析し再発を予防することを目的とした方法である．

事例 12　　4M-4E を利用した医療事故等の分析例

病棟看護師によって検査直後に投与する予定の薬剤 A（注射用抗生物質）に翌日投与を予定した薬剤 B（注射用抗生物質）が誤って投与されていた事例

<table>
<tr><th colspan="2"></th><th>Man
（人）</th><th>Machine
（機器・設備）</th><th>Media
（環境）</th><th>Management
（管理）</th></tr>
<tr><td colspan="2">要因</td><td>抗生剤投与時に指示書と処方箋と薬剤名の確認が不十分であった．</td><td>外見の類似した薬品が保管場所に準備されていた．</td><td>発生時間帯が深夜帯で煩雑な他の業務の合間に実施していた．</td><td>翌日の抗生剤投与準備についてはマニュアルがなく，慣習で深夜帯に行っていた．</td></tr>
<tr><td rowspan="4">対策</td><td>Education
（教育・訓練）</td><td>作業はマニュアル通りに，声だし確認をする．</td><td></td><td>注射薬の準備は余裕のある時間帯に2人で確認しながら行う．</td><td>翌日の抗生剤投与準備は深夜帯が行う慣習をなくす．</td></tr>
<tr><td>Engineering
（技術）</td><td></td><td>薬品保管場所内の整理方法を検討する．指示書のコメント入力などわかりやすい指示を出してもらう．</td><td></td><td></td></tr>
<tr><td>Enforcement
（強化・徹底）</td><td>投与時のマニュアルを徹底させる．2人でダブルチェックを行う．</td><td>薬品保管場所内の整理方法や指示書のコメント入力などのマニュアルを作成し，統一する．</td><td></td><td>マニュアルを作り，慣習で動かないように徹底する．自分の勤務帯の投与でない薬剤も確認する．</td></tr>
<tr><td>Example
（事例）</td><td>確認ミスによる事例を抽出し，周知する．どのような時に確認ミスが起こりやすいか統計をとる．</td><td></td><td></td><td></td></tr>
</table>

まず，4 M と 4 E をマトリックスにした分析シートを作成する．4つの「M」で事故要因を分析し，4つの「E」で 4 M それぞれに対して対策を立てていく．要因ごとに対策を立てることによって，事故の発生要因およびその対策を整理することができる．4 M-4 E は，アメリカ航空宇宙局（NASA）でも採用されており事故の発生防止に活用されている．

3-2-4　PHARM-2 E

　PHARM-2 E とは，4M-4E の 4 つの要因 M に R（relation（連携））を加えて，薬剤師の業務内容に沿って改変した調剤事故等の要因を分析し再発を予防することを目的とした方法である．厚生労働科学研究の分担研究で，日本薬剤師会が開発したインシデントの個別分析ツールである．

　5 つの要因を薬剤師の調剤業務に合わせて PHARM（practice（調剤），human（人），appliance（機器），relation（連携），management（組織・管理））とし要因を多角的に分析し，4 つの観点（education（教育・訓練），engineering（技術・事例），enforcement（教育・訓練），example（模範・事例））から対策を立てる「PHARM-4 E」が当初考案された．しかし，分析の際に繁雑さを有し，2 つの観点から対策（enforcement（教育・訓練），engineering（技術・事例））を立てる簡略化版「PHARM-2 E」に改良された（図 3-5）．

　PHARM-2 E による分析法のイメージは以下のように考えられる（図 3-6）．P（調剤）は，H（人），A（機器），R（連携）がうまく機能することで成り立つ．いずれか 1 つでも欠ければ，薬がこぼれ落ちて P（調剤）は失敗する．また，H（人），A（機器），R（連携）がうまく機能するためには，M（組織・管理）の土台がしっかりしていることが必要である．M（組織・管理）が傾けば，H（人），A（機器），R（連携）はうまく手をつなぐことができず，薬がこぼれ落ちて P（調剤）は失敗する．M（組織・管理）は，P（調剤）の基盤であり，もっとも重要となる．

第3章 医療事故等の発生要因と分析法

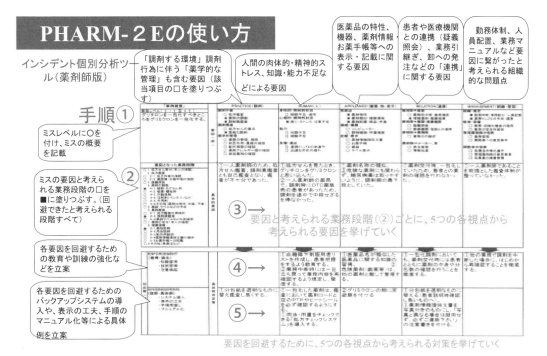

図3-5 PHARM-2Eの使い方
(日本薬剤師会事故防止検討会作成)

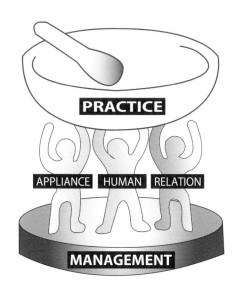

図3-6 PHARM-2Eによる分析法のイメージ

事例13

保険薬局薬剤師が「ウラメリン®」を「メテナリン」で誤って調剤した事例

PHARM-2Eを利用した調剤過誤の分析例

PHARM-2E分析結果

事故レベル 0 1 2 (3) 4 5

「事例概要」
ウラメリン処方のところ、メテナリンを調剤し、鑑査も気が付かず、そのまま投薬。調剤した薬剤師は、他の薬局から転勤して2ヶ月の業務。患者は若い妊婦さんの集中のためウラメリンを変更したものと思い込み、妊娠検査薬や薬剤情報提供文書を前回と同じ内容に変更された服用。数種類を起こさないため内服して同剤の服用、品薄で、安定したため、その際に変更の意思。外来の残薬がメテナリンであることに看護師が気が付き、調剤薬剤が判明する。

要因例

PRACTICE(調剤)	HUMAN(人)	APPLIANCE(機器・物・表示)	RELATION(連携)	MANAGEMENT(組織・管理)
調剤手順 □処方鑑査 □薬剤の調製 □調剤薬鑑査 **調剤環境** ■処方せんの集中 □緊張を伴う調剤 **薬学的管理** □薬歴の管理・確認 □相互作用・重複の確認 □副作用用歴の確認 □薬剤アレルギー歴の確認 □禁忌薬剤の確認	**身体的・肉体的状況** □睡眠不足・疲労 **心理的・精神的状況** ■焦り・ストレス・注意不足 **能力** □知識不足 □経験不足 **意慮・違反** □業務マニュアルの未遵守 □迅速な対応の遅れ	**医薬品** □薬剤特性 ■薬剤類似・複数規格 □薬剤配置・検品・充填 **機械・機器** □コンピュータ □調剤機器・秤量機器 **記載・表示** □薬剤情報提供文書 □薬袋 □ラベル表示	**薬剤師⇔患者** □薬剤交付時・患者確認 □情報提供⇔服薬指導 **薬剤師⇔医師・医療機関** □疑義照会 □医療機関・施設との連携 **薬剤師⇔薬剤師** □業務の引継ぎ **薬剤師⇔メーカー・卸** □発注業務 □情報伝達	**組織・規定** □勤務体制・業務配分・人員配置 □業務マニュアルの作成・運営 **教育・研修** ■教育・研修の機会の確保 □患者の安全性確保 □管理薬剤師の役割 □業務管理 **開設者・管理者** □各種法令等の遵守 □管理薬剤師の意見尊重 □従業員の健康管理

要因となった業務背景（具体的要因）

PRACTICE(調剤)	HUMAN(人)	APPLIANCE(機器・物・表示)	RELATION(連携)	MANAGEMENT(組織・管理)
①ウラメリンの処方に対し、誤ってメテナリンを調剤。 ②鑑査(交付者)の薬剤師の確認も不十分で、調剤過誤を見逃す。	①薬剤師は、注意すべき薬剤とか分かっていたが、間違えてしまいと意識しすぎて間違えた。 ②薬剤師は、入社2ヶ月のため経験不足。	①ウラメリンは普通薬(子宮収縮薬)であるが、「ウラメリン」(子宮運動抑制薬)、「メテナリン」(子宮収縮薬)は共に婦人科領域の薬剤であり、名称の雰囲気が類似している。	①患者は、3ヶ月前にもウラメリンを処方され、同薬局で調剤を受けていた。患者は、お薬手帳を持参していたが、前回と同じなのに情報文書が違うことに疑問を感じながらも、テナリンを服用。すなわち、患者への説明が不十分であったことが指摘される。	

要因となった業務背景
- □ 1. 処方せん受付(本人の確認)
- □ 2. 処方鑑査
- □ 2-1 処方内容の確認
- □ 3. 疑義照会
- □ 4. 薬剤の調製
- □ 4-1 錠剤・カプセル剤
- □ 4-2 散剤・顆粒剤
- □ 4-3 内服液剤
- ■ 4-4 外用剤
- □ 4-5 注射剤(インスリンなど)
- □ 4-6 その他(薬剤の補充・充填・予製)
- □ 5. 薬袋・ラベルなどの作成
- □ 6. 最終鑑査
- □ 6-1 処方鑑査の再確認
- □ 6-2 薬剤鑑査
- ■ 6-3 調剤薬などの再確認
- □ 7. 薬剤の交付(本人の確認)
- □ 8. 服薬指導
- □ 8-1 薬効の説明
- □ 8-2 用法の説明
- □ 8-3 副作用の説明
- □ 8-4 薬剤情報提供文書の提供
- □ 8-5 お薬手帳への記載(など)
- □ 9. その他(受発注など)

具体的対応策

PRACTICE(調剤)	HUMAN(人)	APPLIANCE(機器・物・表示)	RELATION(連携)	MANAGEMENT(組織・管理)
①②鑑査においては必ず薬歴を参照にするよう徹底する。	①②不安時にそのまま調剤・薬剤を交付せず、必ず確認を行うことの教育。	①類似医薬品に関する知識のみならず、薬剤の薬効の違いや対象病態も併せて知識を習得する。	①服薬指導時の薬歴を活用し、薬を見せながらの、薬効の説明を行う。 ①服薬指導時の患者情報確認を手順化する。 ①服薬指導時に薬品名、薬効を書いたラベル(指導文書)を入れておき、薬袋に添付する(入れる)。	①新しい人に対する教育・研修体制を確立し、運用する。
		①関連しやすい医薬品名の薬品棚には類似医薬品名を注意するなど注意喚起を行う。[薬効の違い]の表示。危険度の高い薬剤の調剤棚に注意喚起をして注意を行う。在庫管理について、危険度管理により調剤過誤を発見するシステムを導入する。	①薬剤情報提供文書を写真と付きものにする「写真と異なる場合は服用せずに必ず連絡下さい」旨の注意書きを付ける。	①新人研修の進捗度評価を行い、その結果に対応した研修体制となるように業務配分を行う。 ①新人研修に対し、実施に対応した業務配分を行う。

ENFORCEMENT(教育強化)
- 技術習得
- 注意喚起

ENGINEERING(技術・具体策)
- システム導入
- 表示の工夫
- 手順の見直し
- マニュアル化

（平成14年度 厚生労働科学研究「病院等における薬剤師業務の質の向上に関する研究」分担研究「保険薬局における調剤事故防止対策に関する研究」報告書より引用）

3-2-5 RCA

RCA（root cause analysis）とは，事例の系統的な分析手法により，根本原因，寄与因子，背後要因を同定し，対策を立案・実施して再発予防を図ることを目的とした方法である．アメリカの退役軍人病院の患者安全センター（VA-NCPS：Veterans Affairs National Center for Patients Safety）で医療用RCAが考案され，広く利用されている．

まず，分析事例において起きた出来事を時間の流れに沿って把握する（「出来事流れ図」の作成）．次に，それぞれ起こった出来事に対して「なぜ起こったのか？」疑問を投げ回答をする．いずれも疑問がでなくなるまで繰り返す（「なぜなに分析」の実施）．さらに，それぞれ起こった出来事の最後の回答（根本原因候補）から，分析事例が発生した根本原因を同定する（根本原因の確定）．同定した各根本原因に対して対策を立案する（対策の立案）．

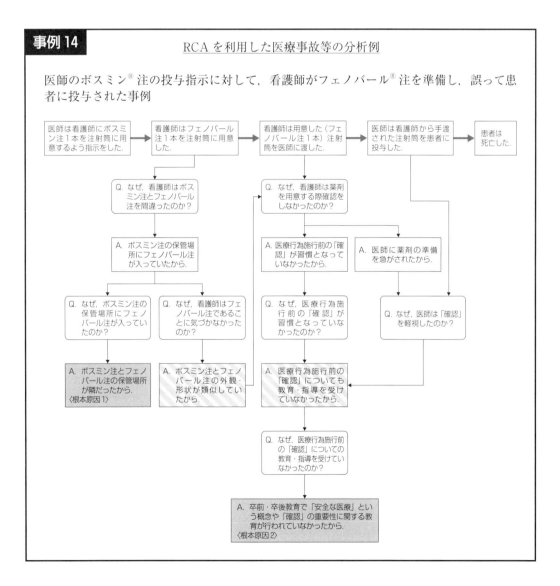

事例14　RCAを利用した医療事故等の分析例

医師のボスミン®注の投与指示に対して，看護師がフェノバール®注を準備し，誤って患者に投与された事例

3-2-6 FMEA

FMEA（Failure Mode and Effects Analysis）とは，故障・不具合の防止を目的とした潜在的な故障の体系的な分析方法であり，主に製造業において新たな製品を設計する際にあらかじめ故障・不具合の発生が考えられる原因や影響を解析・評価することで問題点を摘出し，事前の対策を通じてトラブルの未然防止を図る手法である．医療現場における効果的な医療事故防止活動に役立つことが期待されている．なお，アメリカでは退役軍人患者安全センターで医療用に改良および開発された HFMEA（Health care FMEA）として，広く利用され始めている．

FMEA は，故障モード（FM）の列挙と FM の影響度の評価・解析（EA）から成る．実施する際の手順は，以下の 7 つの段階に基づいて行われる．

Step 1：解析の対象とする業務を決定する．

Step 2：チームを構成する．リスクマネジメントの推進者等必ず FMEA の経験者を含める．

Step 3：業務工程表を作成し，解析の対象となる業務内容を決定する．

Step 4：ワークシートを用意し，評価基準を決定する．

Step 5：エラーモードを列挙し，その影響を記述する．

Step 6：基準に基づき影響解析を行う．各要素の評価値を決定し，重要度を算出する．

Step 7：重要度の高いものに対して，原因を考え対策を検討する．

事例15

輸血業務における未然のトラブル解析に関する事例

工程番号	単位業務	単位業務の目的	誰が	エラーモード	影響	影響解析			重要度	原因	対策
						発生頻度	影響度	検知難易			
2	輸血の説明	輸血を理解してもらう	医師	説明が不十分	輸血同意が得られず，輸血ができない	3	2	2	12		
3	輸血の同意を得る	本人の同意を確認する	医師	不十分な確認	同意書の作成できず	3	1	3	9		
4	輸血同意書の作成	本人の同意を証拠として残す	看護師	作成忘れ	法的証拠がない	2	3	1	6		
				記入漏れ	法的証拠とならない	1	3	2	6		
5	カルテで血液型を確認	血液型検査済みの確認	医師	確認忘れ	輸血申込が不可能 後で確認作業が必要	1	5	1	5		
6	不規則抗体の有無を調べる	過去に不規則性抗体が検出されたかを確認のため	医師	見落とし							
7	輸血の既往を調べる	前回輸血時の副作用の有無の確認	医師	確認忘れ	伝票が記入できない 副作用の再発	3	5	1	15		
8	輸血伝票に必要事項を記入する	輸血の申込みをするため	医師	記入漏れ	輸血開始の遅れ	3	3	2	18	不注意	記入項目数の確認徹底
				記入誤り		2	5	3	30	思込み	2重確認

（田中健次（2002）*J. Natl. Inst. Public Health.*, 51（3），p.150-153 より引用）

3-3 確認問題

問1　イギリスの心理学者 J. Reason が分類したエラーが発生した際の不安全な行為の中で，意図した行為としたエラーはどれか．次の中から該当するものをすべて選べ．

1. ミステイク　　　2. スリップ　　　3. ラプス　　　4. バイオレーション

問2　「大きな事故の発生には 29 件の中程度の事故と 300 件の微小事故があり，さらに数千の不安行動・不安全状態がある」という様々な事故発生の概念を示した法則はどれか．1 つ選べ．

1. パスカルの法則　　　2. フックの法則　　　3. ハインリッヒの法則
4. バートの法則　　　5. ユークリッドの法則

問3　4M-4E は 4 M と 4 E をマトリックスにした分析シートを作成し，4 つの「M」で事故要因を分析する．4 つの「M」の項目となるのはどれか．次の中から該当するものをすべて選べ．

1. 管理　　　2. 技術　　　3. 事例　　　4. 教育・訓練
5. 機器・設備　　　6. 人　　　7. 環境　　　8. 強化・徹底

第4章 医療事故等の防止対策

> **本章のねらい**
>
> 医療事故等はその発生要因が解析され，再発防止に種々の対策が講じられている．医療現場において具体的に実施されている再発防止対策の概要を理解する．

4-1 国・製薬企業等の具体的対策

4-1-1 薬品名等の表記

　医療事故防止の観点から 2000 年に厚生省が医薬品・医療用具等関連医療事故防止対策検討会を設置した．検討会の議論をふまえて，「医療事故を防止するための医薬品の表示事項及び販売名の取扱いについて」（平成 12 年 9 月 19 日医薬発第 935 号）および「医薬品関連医療事故防止対策の強化・徹底について」（平成 16 年 6 月 2 日薬食発第 0602009 号）によって医薬品による医療事故防止のため，医薬品の販売名，表示事項，注入器等の基準を定めている（図 4-1）．

・販売名
　：ブランド名に剤形，規格・含量の情報を付する（薬名記載の 3 原則）．
　　散剤の濃度表示に「○○倍散」は用いない．
　　例）エバステル®錠 10 mg（ブランド名＋剤形＋規格・含量）
　　　　アレビアチン®散 10%（ブランド名＋剤形＋規格・含量）

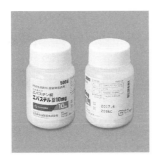

（大日本住友製薬）

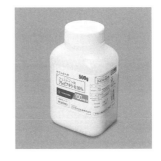

（大日本住友製薬）

・誤用を招きやすい剤形をした医薬品
　：バイアルまたはアンプル入り経口剤および外用剤は赤地に白字で「禁注射」と表示する．
　　例）塩酸バンコマイシン散0.5 g（「禁注射」の表記）
　　　　ムコフィリン®吸入液20％（「禁注射」「目には入れないこと」の表記）

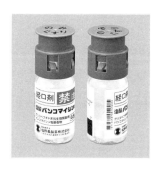

（塩野義製薬）

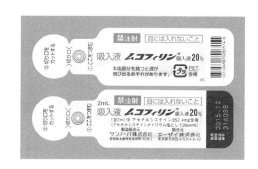

（サンノーバ）

　：錠剤，カプセル剤等の剤形をした外用剤は「のまないこと」と表示する．
　　例）エンペシド®腟錠100 mg（「のまないこと」の表記）

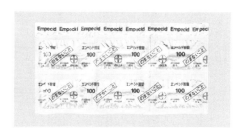

（バイエル薬品）

　：点眼剤に類似した容器の外用液剤は赤枠赤字で「目には入れないこと」と表示する．
　　例）アトラント®外用液1％（「目には入れないこと」の表記，他には滴下できない投与方式，10 mL以上の容器等）

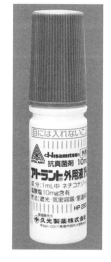

（久光製薬）

- PTP シート等
  ：和文および英文販売名，規格・含量，識別コードなどを表記する．
  例）インヒベース® 錠 0.25 mg（和文および英文販売名，規格・含量，識別コードの表記）

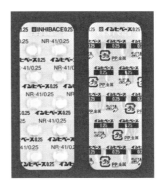

（中外製薬）

図 4-1　薬品名等の表記に関する医療事故防止対策例

4-1-2　医療用具等

検討会の議論をふまえて，「医療事故を防止するための医療用具に関する基準の制定等について」（平成 12 年 8 月 31 日医薬発第 888 号），「医療事故防止に資する医療用具（注射筒型手動式医薬品注入器用針）の開発及び供給の促進について」（平成 12 年 9 月 8 日医薬審第 1049 号，医薬安第 107 号）によって医療器具等による医療事故防止のための基準を定めている（図 4-2）．

- 輸液ラインに接続不可能なシリンジ等の経腸栄養ライン関連製品
  ：注射剤以外の液剤の採取，投与等に使用されるシリンジ
  例）ジェイフィード® 注入器（筒先を注射筒より太くし，注入器外筒を着色）

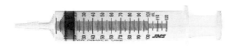

（ジェイ・エム・エス）

  ：薬液採取用針
  例）JMS　EN 採液針（注射筒には接続できない，人に容易に刺さらずバイアルには刺さる）

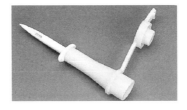

（ジェイ・エム・エス）

：経腸栄養ラインの構成品
　例）JMS　ジェイフィード®栄養セット（輸液ラインの接続部とは物理的に異なる形状）

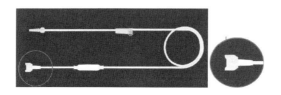

（ジェイ・エム・エス）

・輸液ラインの接続部の離脱防止
　：輸液ラインを構成する医療用具の接続部はねじ式のロック式とする．
　　例）プラネクタ®SC（ねじ式ロック式の接続部）

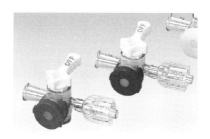

（ジェイ・エム・エス）

図 4-2　医療器具等に関する医療事故防止対策例

4-1-3　薬品名の変更

　薬品名が類似し薬剤の取違いによる医療事故やヒヤリ・ハット事例が多発する事例については，販売する製薬企業が名称類似に関連した医療事故防止対策の一環として販売名の変更を行ったケースもある．

　経口糖尿病薬アマリール®錠と高血圧・不整脈治療薬アルマール®錠の調剤ミスにより発生した「アクシデント」の新聞報道である．両薬剤はブランド名が類似しており調剤ミスが繰り返し発生していた．厚生労働省（2008 年 12 月 4 日）および日本病院薬剤師会（2008 年 11 月 21 日）からも注意喚起がなされていたが，「インシデント」，「アクシデント」の報告が相次ぎ 2012 年 8 月に製造販売メーカーによって販売名の変更（アロチノロール塩酸塩錠）を余儀なくされた事例となる．

事例 16

　50代男性，血圧降下剤「アルマール®」に対して，誤って薬名が類似する血糖降下剤「アマリール®」の交付を受け，自宅で服用．数日後，意識不明（低血糖による）となり入院した．入院後，ブドウ糖を投与し意識が回復したが，意識消失を繰り返したため薬剤の誤りが発覚した．

投薬名間違え 一時意識不明 山形県立河北病院

　山形県立河北病院（千薬昌和院長）で昨年11月，人工透析を受けるために通院していた県内の50代の男性に対し，血圧降下剤「アルマール」の代わりに誤って血糖降下剤「アマリール」を渡し，服用した男性が低血糖のため2日間意識不明になっていたことが6日わかった．男性は意識が回復したものの，現在も体調がすぐれず，同病院に入院中という．

　同病院や県によると，薬の名前が似ていたため，薬剤師が取り違えたという．

　男性は自宅で「アマリール」を服用，24日に意識不明になり同病院に入院した．血糖値が通常の4分の1ほどに下がっていた．ブドウ糖の注射で血糖値が戻り，翌日意識は回復したが，病院側は低血糖になった理由が分からなかった．このため，男性は意識回復後の26日も「アマリール」を服用し，再び血糖値が下がったという．

平成 16 年 1 月 7 日（朝日新聞）

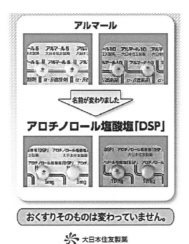

製造販売メーカーによる販売名変更の説明書（2012 年 8 月）

Column　国の進める薬剤の取違い対策

　厚生労働省は，医療事故防止対策への取り組みの強化が図られるよう，平成15年11月27日医政発第1127004号・薬食発第1127001号厚生労働省医政局長・医薬食品局長通知「医療機関における医療事故防止対策の強化について」および，平成16年6月2日医政発第0602012号・薬食発第0602007号厚生労働省医政局長・医薬食品局長通知「医療機関における医療事故防止対策の強化・徹底について」を発表し注意喚起を促してきた．

　しかし，依然として医薬品の使用に関連する取り違え事例等が報告されていることから，平成20年12月4日付医政発第1204001号・薬食発第1204001号厚生労働省医政局長・厚生労働省医薬食品局長通知「医薬品の販売名の類似性等による医療事故防止対策の強化・徹底について（注意喚起）」を発表した．その主な内容は，① 各医療機関における採用医薬品の再確認，② 医薬品の安全使用のための方策についての確認・検討，③ 処方箋等の記載及び疑義内容の確認の徹底，④ オーダリングシステム等の病院情報システムにおける工夫，⑤ 医薬品の安全使用のために必要となる情報の収集等についての確認・検討である．その後，今回紹介する様々な対策の導入も進められた．

　同通知の発表にも影響を与えたと考えられる「アクシデント」が，ヒドロコルチゾン製剤「サクシゾン®」の投与に対して筋弛緩剤「サクシン®注射液」を誤って処方し投与した事故の発生である．同事例をふまえて製造販売メーカーによって，「サクシン®注射液」は平成21年7月2日付で「スキサメトニウム注」に名称が変更になっている．

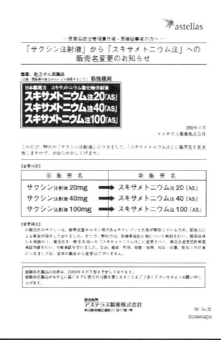

4-1-4 誤投与防止（注射剤）

　高カロリー輸液製剤は，製薬企業から糖質，アミノ酸，電解質等をすべて含むオールインワン製剤が販売されている．しかし，その中には糖質とアミノ酸がメイラード反応により経時的に変質してしまうことを防ぐため，投与直前まで糖質とアミノ酸を別の部屋に分けたダブルバッグとする製品が販売され汎用されている（図4-3）．

　ダブルバッグ製剤はバッグの隔壁を開通させてから投与を行う必要があるが，開通せずに投与する誤投与が多発していた．製造販売メーカーはその対策として「隔壁未開通防止装置」を製剤に取り付けた．バッグの隔壁を開通することによって「隔壁未開通防止装置」が解除され，輸液ラインを刺入するゴム栓が現れ，点滴投与が可能となる（図4-4）．

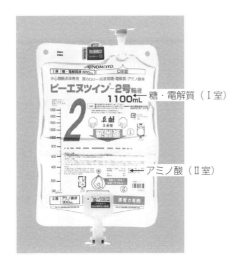
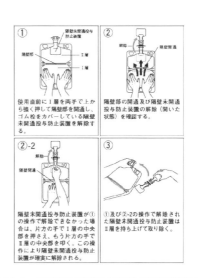

図4-3　ダブルバッグ製剤例　　　図4-4　隔壁未開通防止装置の使用説明書

4-1-5 誤投与防止（カプセル剤（内服））

　抗リウマチ剤メトトレキサートは，関節リウマチ治療の基本薬剤として多くの患者に使用されている．一方，骨髄抑制など重篤な副作用には十分な注意が必要であり，その回避を目的にWeekly低用量間欠投与法を遵守する必要がある．通常は，1週間単位の投与量をメトトレキサートとして6mgとし，1回または2～3回に分割して経口投与する．分割して投与する場合，初日から2日目にかけて12時間間隔で投与し，残りの6日間または5日間は休薬する．ところが，医師の指示，薬剤師の服薬説明や患者の理解が不十分な場合，誤って連日投与が行われ，骨髄抑制を発生した「アクシデント」が多数報告されている（図4-5）．

　間欠投与を患者に遵守してもらうための対策として，製造販売メーカーは服用日時・曜日，服用時期を個別に記載できる専用のシートに1カプセルずつ包装した（図4-6）．患者に薬剤を渡す際に薬剤師などの医療者が確認しながら，服用日時・曜日，服用時期をそれぞれに記入するこ

とによって誤投与を防止する．

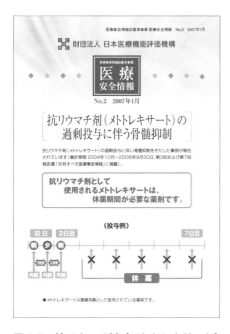

図 4-5 抗リウマチ剤（メトトレキサート）の誤投与による「アクシデント」発生に注意喚起する医療安全情報

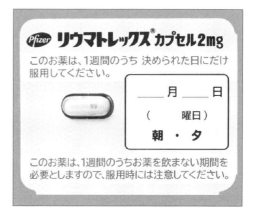

図 4-6 リウマトレックス®カプセル2mg（ファイザー）の専用シート

4-2 医療機関で導入される具体的対策

4-2-1 処方オーダリングシステム（薬品名が類似する薬剤の処方入力時の警告）

　処方オーダリングシステムが多くの医療機関で稼働しているが，類似する薬品名の入力ミスによる医療事故等が多発している．入力ミスの内容によっては誤った薬剤の投与が実施され，患者が死亡に至る例も発生している．医療機関によって様々な対策が取られているが，処方入力の際の"注意喚起"が有効であることが知られている．

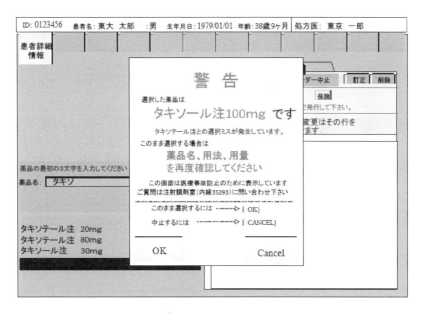

図4-7 「タキソール®注」処方入力時の"注意喚起"画面例

　注意が必要と考えられる薬剤については，薬剤を選択した際に注意喚起画面が表示される（図4-7）．警告内容を確認した上で，薬剤が適切な場合は"OK"ボタンをクリックすると薬剤の入力が完了する．

4-2-2 処方箋への病名・検査値の表記

　病院などの医療機関から外来患者の処方箋が院外処方箋として発行されている．その発行率は年々上昇し，日本薬剤師会の平成28年度データでは全国平均で70.0％に達している．処方箋を応需する保険薬局では，処方監査や患者への服薬指導を実施する際に病名や検査値の把握が重要となる．処方箋の記載事項には，患者の病名や検査値は含まれていないが特に広域に処方箋を発行する医療機関を中心に院外処方箋に患者の病名や検査値を記載する施設がみられるようになった．

　PMDAは2012年に，病院における医薬品の安全性情報の管理状況を把握することを目的に全国の8,536病院を対象に調査を実施した．4,556施設からの回答を集計したところ（回収率53.4％），病院と薬局の薬薬連携についての回答で34施設が「処方箋に検査値や病名などを記入」，107施設が「お薬手帳に検査値や病名などを記入」，96施設が「カルテ情報の共有」を実施しているとした．

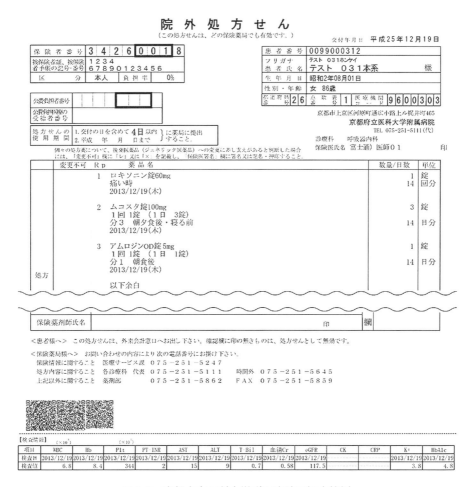

図 4-8　京都府立医科大学附属病院の処方箋例

(ココヤク 2014 年 2 月 12 日（水），院外処方箋に検査値表示-京大病院と共通様式で実施-京都府立医科大学附属病院，https://cocoyaku.jp/feature/10/3584)

　ハイリスク薬など薬剤を処方された患者の病名や検査値を確認し，投与の可否や投与量の増減を判断する必要がある薬剤は増えている．保険薬局における処方監査や患者への服薬指導を行う際にこれらの試みによって薬剤の適正使用を促すことが期待される．

4-2-3　薬品名が類似する薬剤の調剤棚配置と注意表記

　調剤棚への薬剤の配置には，調剤の効率性とともに取違いミスを防止するための配慮が必要となる．効能効果や薬理作用が類似する薬剤を集めて配置したり，薬剤名の 50 音順に配置することによって，調剤の効率性が高まる．しかし，複数の規格含量がある薬剤は，それぞれの配置が隣り合わせになるため，取違いミスに対する配慮が必要となる．例えば，それぞれの薬剤の配置を左右隣り合わせではなく上下としたり引き出しの前面に「他含量あり」と表記し，注意を喚起

するなどの方法も有効である（図4-9）．

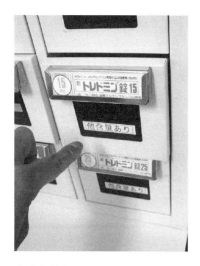

図4-9　複数規格含量がある薬剤の調剤棚の表記例

4-2-4　散剤監査システム

　散剤は秤量後に薬剤の特定が非常に困難なケースが多い．調剤者は秤量した内容を記録として残し，調剤監査者に情報が伝達されるシステムが多くの医療機関で導入されている（図4-10）．
　同システムではまず薬剤が充填される装置瓶のバーコードを読み取り，秤量する薬剤を登録する．システムに連動する電子天秤を使用して薬剤を秤量すると，登録された薬剤名と秤量重量がシステム画面に表示される．秤量した薬剤を電子天秤から下ろすと記録紙が出力される（図4-11）．同システムと処方オーダリングシステムまたはレセコンシステムと連動すれば，秤量した薬剤が適切であるかの照合も行うことができる．
　本システムを利用することによって調剤監査における利便性の向上とともに患者への与薬後の調剤内容の確認にも利用でき，散剤調剤のリスク管理に有用である．

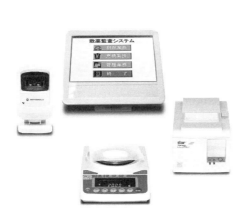

図 4-10　散剤監査システム
（PHC）

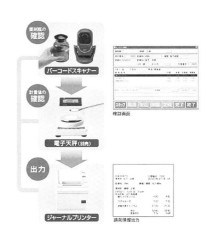

図 4-11　薬剤の登録，薬剤の秤量と
　　　　画面表示，記録紙の出力
（PHC）

4-2-5　調剤薬監査システム

　患者に与薬する前に調剤が終了した薬剤の調剤薬監査が実施され，取り揃えられた薬剤または調製された薬剤に誤りがないか確認する．調剤薬監査では様々な観点からの確認が必要となり，薬剤師としての知識と経験が監査の質に大きく影響する．調剤薬監査の標準化を進めるために，調剤薬監査システムを導入する施設が増えている（図4-12）．

　同システムでは，連動する処方オーダリングシステムまたはレセコンシステムのデータを利用して調剤監査を実施する患者を選択すると処方情報が画面に表示される．薬剤をステージに乗せると画像もしくはバーコードで薬品の識別を行い，さらに薬剤を電子天秤の上にスライドさせると，数量の監査を行う．調剤監査が終了すると，本体に内蔵されるプリンタから監査結果の記録紙が出力され，同時に監査記録が本体に自動保存される（図4-13）．

　本システムを利用することによって調剤薬監査の標準化の向上とともに患者への与薬後の調剤内容の確認にも利用でき，調剤薬のリスク管理に有用である．

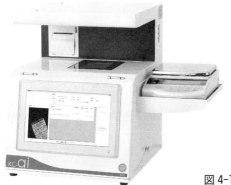

図 4-12　調剤薬監査システム（タカゾノ）

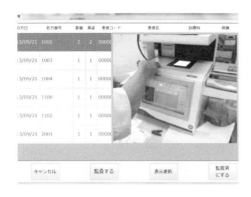
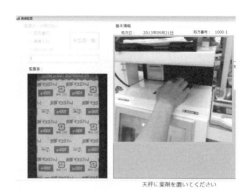
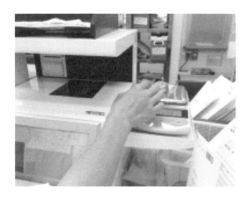
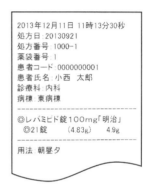

図4-13 処方情報を画面に表示，調剤薬剤の識別と数量の確認，監査結果の記録紙出力（タカゾノ）

4-2-6 注射薬投与管理システム

入院患者への注射薬投与は投与内容の変更も頻繁に行われることから，その管理は重要であり，注射薬投与管理システムを導入する施設も少なくない．

同システムでは，医療機関で実施される種々の医療行為と同様に患者が装着するリストバンドのバーコードを患者認証に利用する（図4-14）．一方，投与する薬剤に貼付されたラベルには投与内容が表記（患者名，投与薬剤名，投与量，投与時間等とその内容をバーコード化）される（図4-15）．薬剤投与時に，患者リストバンドのバーコードを読み取ることによって薬剤投与を予定する患者を照合し（図4-16），さらに投与薬剤ラベル上部のバーコードを読み取ることで，投与する薬剤と患者取違いを防止する．

同システムに注射薬指示システム等を連動すると投与した内容の記録が集約され，注射薬投与のリスク管理が進み，さらに有用となる．

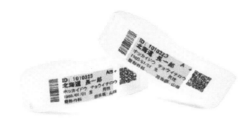
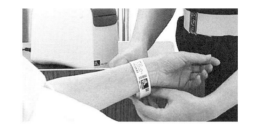

図4-14　患者認証用リストバンドと装着例（アイニックス）

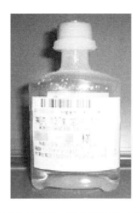

図4-15　投与内容が表記されるラベルを貼付した輸液ボトル（東大病院）

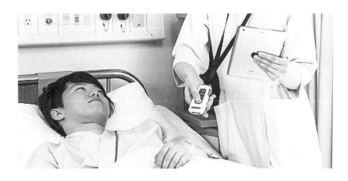

図4-16　バーコード読み取りによる薬剤投与時の患者認証（アイニックス）

4-2-7　自動注射薬調剤機の薬剤充填管理システム

　自動調剤機を利用した調剤では，調剤効率とともにミスの軽減が期待できる．しかし，薬剤を収納する薬品カセット等への薬剤充填の管理が重要である．薬剤充填の管理には様々な方法があるが，代表的なものにバーコードを利用したシステムがある．

　自動注射薬調剤機（図4-17）に搭載される同システムでは薬品カセット（図4-18）に薬剤を

充填する際に，①充填者の登録（個人のIDカード等のバーコード利用），②充填薬剤の登録と薬品カセットの開錠（薬剤外装のJANコード利用），③対象薬剤の薬品カセットへの充填，④充填終了時の薬品カセットの施錠（薬品カセットに表記されるバーコード利用）の手順で実施し，薬剤充填を管理する（図4-19）．

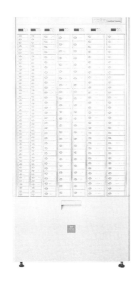
図4-17 自動注射薬調剤機（ユヤマ）

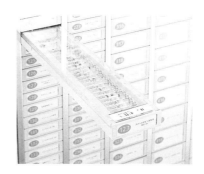
図4-18 薬品カセット（ユヤマ）

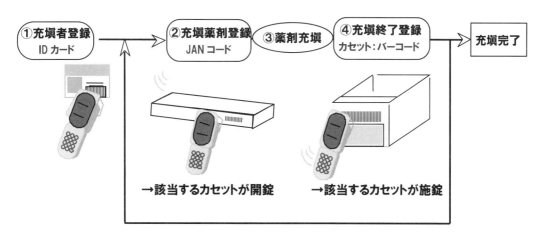
図4-19 自動注射薬調剤機に搭載された薬剤充填管理システムの概要

4-2-8 注射剤配置薬管理システム

病棟，ICU，外来処置室などでは使用頻度が高い注射剤をあらかじめ定数配置し，随時使用されている．その際に誤った投与や使用後の保険請求漏れ，薬剤の持ち出しなどの不正な使用，など様々なリスクが存在する．注射剤配置薬を管理する様々なシステムの導入が進んでいる．

同システム（図4-20）は，指静脈認証による薬剤払い出し者の登録（図4-21），使用および返品薬剤の登録（図4-22），払出・返品等在庫管理記録などの機能を有している．薬剤の貯法（冷所保存）（図4-23）や種別（毒薬）にもきめ細かく対応でき，使用する状況に応じた導入が可能なシステムである．

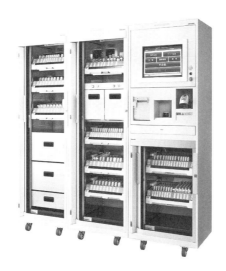

図4-20 注射配置薬リスクマネジメントシステム（ユヤマ）

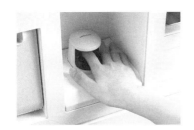

図4-21 薬剤払い出し者の登録
　　　　（指静脈認証）（ユヤマ）

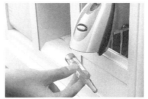 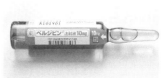

図4-22 バーコードを利用した使用および返品薬剤の登録
　　　　（ユヤマ）

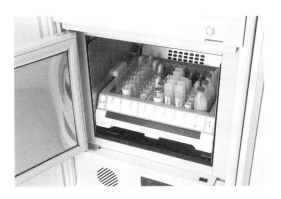
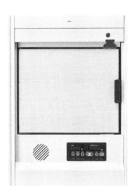

図 4-23　冷所保存の薬剤を保管する保冷庫（ユヤマ）

4-3 確認問題

問1　2000年に厚生省が医薬品・医療用具等関連医療事故防止対策検討会を設置し，その議論をふまえて，「医療事故を防止するための医薬品の表示事項及び販売名の取扱いについて」の通知で定めた医薬品名表記のルールとして正しいのはどれか．1つ選べ．
　1．ブランド名と規格含量の記載　　　　2．ブランド名と一般名の併記
　3．ブランド名，剤形と規格含量の記載　4．ブランド名のみでの記載
　5．一般名のみでの記載

問2　誤用を招きやすい剤形をした医薬品とその対策の代表的な組み合わせとして適切なのはどれか．該当するものをすべて選べ．
　1．バイアル，アンプル入りの経口剤または外用剤　—　赤地に白字で「禁注射」と表示
　2．錠剤，カプセル剤形状の外用剤　　　　　　　　—　「使用しないこと」と表示
　3．点眼剤に類似した容器の外用液剤　　　　　　　—　赤枠赤字で「目に入れないこと」と表示
　4．外観が類似するPTPシートの錠剤　　　　　　　—　規格・含量，識別コードなどを表記

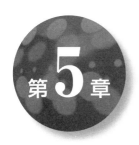

第5章 医薬品作用の評価法

5-1 副作用の回避

　薬物は，疾病によって低下した患者のQOLを改善することを期待して使用される．しかし，ときとして医薬品添付文書に記載された適応症に対して，用法・用量を遵守して適正に使用していても，有害反応（adverse drug reaction）が発現し，患者に健康被害を及ぼすことがある．
　これは，副次反応（side effect）や薬物毒性反応（toxic reaction）についてはある程度予測できても，アレルギー性の副作用（allergic reaction）や過敏症（hypersensitivity）をすべて予測することが困難なためである．したがって，薬剤師をはじめ医療従事者は，各専門分野を活かして個々の患者の経過に合わせ，健康被害が重篤化することのないよう，副作用をモニタリングしながら薬物療法を実施していく必要がある．

5-1-1 副作用モニタリングと予防

　医薬品による副作用の発生機序はすべてが解明されているわけではないが，薬剤師が積極的にファーマシューティカル・ケアを実践する上で副作用の発現機序を念頭に置くことは重要である．副作用の発現を発生機序別に分けると大きく3つに分類することができ，各々発現頻度や発現時期，対策などに特徴を有する（表5-1）．そこで，薬物有害反応を，その発生機序と予測性の観点から解説する．

表5-1　副作用の発現機序別分類の特徴

	副次反応	薬物毒性反応	アレルギー反応
発現頻度	高い	投与期間・投与量に依存	低い
発現時期	常時	投与開始後数か月以降	投与開始後6か月以内
対応策	投与量を減量したり，より活性の弱い薬物に変更	様子を見ながら投与継続，もしくは他剤へ変更・中止	即時投与を中止 再投与は避ける

1）副次反応（薬理作用による副作用）

　薬物の有害反応の発現機序として，第1に副次反応（side effect）を挙げることができる．具体例として，β_2刺激薬を喘息治療に使用した際に観察される振戦や動悸，経口糖尿病薬やインスリン注射による低血糖，利尿薬投与時にみられる低カリウム血症などがある．副次反応は用量依存的に発現することが多く，薬効の観点からみれば投与薬物の薬理作用が発現しているだけだ

が，その効果が過剰に発現したり，効果を期待する臓器や部位以外に作用すると副次反応として位置づけられる．さらに副次反応による有害反応は，このような「薬理作用の過剰発現」によるものだけでなく，副腎皮質ステロイド長期使用時の急激な使用中止や減量で起こる全身倦怠感・吐き気・頭痛・血圧低下・関節痛などのステロイド離脱症候群や，SSRI（選択的セロトニン再取り込み阻害剤）・SNRI（セロトニン・ノルアドレナリン再取り込み阻害剤）の中断による離脱症候群といった退薬症候群も含まれる．

　このような副次反応は薬理作用の延長線上に存在するため，投与中は誰でも発現する可能性がある．また，単に投与量が多い場合に発現するだけでなく，肝機能や腎機能の障害などによっては常用量でも発現することがある．したがって，高齢者などに対しては，特に注意すべき副作用となる．副次反応による有害反応の発現頻度は高いが，予測性も比較的高い．副次反応を予測して回避するためには，① 薬物の作用機序と体内における他の作用点を把握する，② 開発治験のうち第Ⅱ相にあたる用量設定試験において採択されなかった高用量で好発する有害事象を把握する，などからある程度推測可能である．そして，薬理作用の過剰発現による副作用であるため，投与量を減らすか，より活性の弱い薬物に変更するなどして対応することが可能であることが，治療上の大きな特徴である．

2）薬物毒性反応

　薬物有害反応第2の発現機序として，薬物毒性反応がある．これは薬物が代謝・排泄される過程で担当臓器に負荷を与えることで有害反応が発現する場合や，薬物そのものの化学的物性として殺細胞的な毒性を示したり，発がん性や催奇形性を惹起したりするものなどがある．したがって，薬物毒性反応による有害作用は，代謝・排泄器官である肝臓や腎臓で発現しやすい特徴を有する．また抗がん剤などによる有害作用は，細胞毒性を有する医薬品の蓄積により生じるため，骨髄毒性や消化管粘膜毒性，皮膚・毛髪毒性，腎毒性など細胞の代謝回転が速い臓器で有害作用が発現し，しばしば用量規定因子となることがある．

　抗がん剤のような細胞毒性のある薬物以外に，日常的に使用される薬物のうちジゴキシンやテオフィリン，炭酸リチウム，フェニトイン，アミノグリコシド系抗菌薬，バンコマイシンなどは中毒反応による有害反応を示すことがある．こうした薬物は血中濃度の治療域と中毒域が接近しており，僅かな用量の増加や排泄臓器機能の障害により薬物の蓄積が起こり，中毒反応を引き起こすことが知られている．したがってこれらの有害反応を回避するためには，血中濃度を測定し，投与量を調節することにより中毒域に入らないよう治療計画を立てる必要がある．薬物血中濃度を適正にモニタリングすることにより，副作用の予測が可能な薬物有害反応として位置づけることができる．

3）アレルギー反応と過敏症

　発現予測困難な副作用として，アレルギー反応や過敏症による薬物有害反応がある．アレルギー反応は，その発現に免疫学的な機序が関与するものと定義することができる．例えば，薬剤性肝障害の約7割はアレルギー性の肝障害といわれている．その他，スティーヴンス・ジョンソン症候群のような皮膚・粘膜症状などは，症状が発現すると極めて予後が重篤であることが多く，注意が必要である．

　一方，過敏症による薬物有害反応は，免疫学的なアレルギー反応だけでは説明がつかない．例として，酸性NSAIDsによるアスピリン喘息が挙げられる．これは，個体側の免疫学的機序に

よらない過敏症や，特定の個人にのみ毒性が強く発現する場合が存在するためと考えられる．

5-1-2 副作用の原因薬物の評価

　患者に認められた症状の変化が副作用によるものか病態の変化によるものか，薬剤師が臨床行動を起こす前に評価する必要がある．しかし，臨床の場において薬物が投与されている患者にある有害事象が起こったとき，その現象と薬物の間に因果関係があるか否かの鑑別は，必ずしも容易なものでない．そこで副作用が疑われる場合は，患者の訴えを整理し，臨床経緯から副作用判定を標準化し，薬物との因果関係を評価する種々のアルゴリズムが報告されており，その1つにNaranjoの有害事象因果関係判定スケールがある（表5-2）．これらのアルゴリズムはスクリーニングとしては役立つが，原疾患，合併症，併用薬，投与時期，臨床検査値など個々の患者情報に基づいて，因果関係がどの程度あるのかを検討することが必要となる．

　副作用と薬物の関連を評価する重要な要素として，投薬と事象発現の時間関係が挙げられる．通常，薬物の使用と有害事象の間には，時間的な合理性が存在しており（1）投薬後に有害事象が発現したこと，（2）投薬中止によって有害事象が軽快すること，（3）再投薬によって有害事象が発現することなどがある．このほか，副作用の因果関係を評価する要素として，（4）有害事象が当該薬物で既知であること，（5）有害事象の原因として他の要因が否定できること，（6）薬物血中濃度との相関などが挙げられる．また，副作用と薬剤の因果関係が強くても，患者の状態や副作用の重篤性，薬物の蓄積性，副作用の経過などを総合的に考慮して，投与薬の減量や中止の基準をどこに置くか決定する．

表5-2　Naranjo 有害事象因果関係判定スケール

	はい	いいえ	不明
1. 有害事象は，副作用として既に報告されているか？	+1	0	0
2. 有害事象は，被疑薬の服用後に発現したか？	+2	−1	0
3. 有害事象は，被疑薬の服用中止または特異的拮抗薬の投与により改善したか？	+1	0	0
4. 有害事象は，被疑薬の再投与により再発したか？	+2	−1	0
5. 薬物以外に，事象の原因となり得る他の要因はあるか？	−1	+2	0
6. プラセボを投与したとき，その有害事象は現れるか？	−1	+1	0
7. 被疑薬の血中濃度は，中毒域にあったか？	+1	0	0
8. 被疑薬の投与量増加に伴い，有害事象は悪化するか？　もしくは，減量したときは軽減するか？	+1	0	0
9. 患者は，以前にも同じ薬物もしくは同類の薬物の使用で，同様の有害事象を経験しているか？	+1	0	0
10. 有害事象は，客観的根拠で確認されているか？	+1	0	0

合計点が9点以上：ほぼ確実に副作用
5～8点：副作用であり得る
1～4点：副作用の可能性がある
0点以下：副作用かどうかは疑わしい

Column 医薬品副作用被害救済制度

薬物は正しく使っていても，副作用の発生を防げない場合がある．そこで，薬物（医療用医薬品のほか，薬局などで購入する一般用医薬品も含む）を適正に使用したにもかかわらず，その副作用により入院治療が必要になるほど重篤な健康被害が生じた場合に，医療費や年金などの給付を行う公的な制度が，「医薬品副作用被害救済制度」である．過去に発生したサリドマイド事件，スモン，HIV（ヒト免疫不全ウイルス）感染，CJD（クロイツフェルト・ヤコブ病）を契機として，創設された．ただし，法定予防接種を受けたことによる健康被害や，厚生労働大臣の指定する抗がん剤など，一部の医薬品は本制度の救済給付の対象にならない．救済給付には医療費・医療手当・障害年金・障害児養育年金・遺族年金・遺族一時金・葬祭料の7種類がある．給付の請求は，健康被害を受けた本人またはその遺族がPMDA（医薬品医療機器総合機構）に対して行う．その際に，医師の診断書や投薬・使用証明書，受診証明書などが必要となる．支給の可否は，厚生労働省が設置し外部有識者で構成される薬事・食品衛生審議会における審議を経て，厚生労働大臣の判定結果をもとに決定される．2014年11月25日からは，iPS細胞などを用いて作った心筋シートや皮膚，軟骨といった再生医療に用いられる「再生医療等製品」による健康被害も対象になった．

5-2 副作用情報データの現状とその活用

患者の症状から薬物による副作用を疑うときは，投薬された薬物の添付文書やインタビューフォームなどを参考にし，副作用情報に記載がある薬物を被疑薬と考え対応することが基本となる．しかし，添付文書には注意喚起のために記載された副作用や，発現頻度不明な副作用の記載もあるため，使用しづらい側面もある．また参考資料まで遡っても，投与薬物から被疑薬を絞りきれない場面も多い．このような場合は，副作用報告のデータベースを用い，類似した症例が報告されていないか検索することが解決策となることがある．もし同じような報告があれば，副作用発現の背景などを詳しく調査することができるため，非常に有用な手段となる．

PMDAでは薬事法（現医薬品医療機器等法）の規定に基づき，副作用が疑われる症例に関する情報について，製薬企業や医療機関から報告を受けた副作用症例を2004年からwebページ上で公開していたが，その活用方法は個別症例の詳細や薬物・副作用別の件数集計の閲覧に留まり，ユーザーがデータを活用するのは難しかった．2012年4月より，上述の情報がデータベース（JADER：Japanese Adverse Drug Event Report database）として公開され，CSVファイルとして利用可能となった．ダウンロードは，PMDAの「副作用が疑われる症例報告に関する情報」にある「データセットのダウンロードページ」リンクから行うことができる．本データベースは，「症例一覧」「原疾患」「医薬品情報」「副作用」の4つから構成されており，識別番号をキーとして統合可能である．さらに本データベースには，副作用や薬物データに事象発現日や投与開始日などの日付情報が含まれているため，有害事象-時間解析を行うことも可能である．

医薬品安全性管理の観点から，有害事象の兆候をいち早く見出すことは極めて重要なことである．そこでJADERを活用して，報告オッズ比（ROR：reporting odds ratio）の算出により有害事象のシグナル検出を行い，薬物使用と有害作用との関連性について求めることが可能となる．さらにJADERの時間情報を利用して有害事象-時間解析を行うことで，薬物ごとの有害事象発現時期プロファイルを求めることができる．ただし，解析の結果被疑薬とされても，JADER収載のデータはあくまでも報告者（主に製造販売業者）の自発的判断で収集されたデータであるため，重篤な副作用やハイリスク薬の副作用に偏りがあることを念頭に置き利用することが必要である．

5-3 チーム医療において薬剤師が行う副作用モニタリング

厚生労働省では医政局を中心にチーム医療のあり方を検討し，平成22年（2010年）4月30日付で医政発0430第1号として「医療スタッフの協働・連携によるチーム医療の推進について」が発布された．この通知では，チーム医療において薬剤師を積極的に活用することが可能な業務として，表5-3に示す9項目の業務を挙げている．③④⑧の業務では，直接的に副作用の発現状況の確認と必要に応じた薬剤変更を医師に提案するよう求められている．また，①②⑤⑥⑦においても，副作用の把握を元にした処方提案や処方設計，分割調剤，インフォームドコンセントの実施が要求されている．したがって9項目中8項目が副作用管理に関わる業務ということとなり，いかに副作用に対する薬学的管理が薬剤師に求められているかがうかがえる．

副作用を回避するためには，まず徹底的に患者状態の把握に努めなければならない．その上で，観察結果を客観的に記録・評価し，他の医療従事者と情報共有を行い治療の改善につなげていくわけであるが，そのためには薬剤師自身にも患者の状態を把握する目と，薬学的評価を行うための思考回路が不可欠である．そこで次の節からは，代表的な病態を例に，薬剤師としての観察ポイントを挙げる．

表5-3　薬剤師を積極的に活用することが可能な業務

①薬剤の種類，投与量，投与方法，投与期間等の変更や検査のオーダーについて，医師・薬剤師等により事前に作成・合意されたプロトコールに基づき，専門的知見の活用を通じて，医師等と協働して実施すること．

②薬剤選択，投与量，投与方法，投与期間等について，医師に対し，積極的に処方を提案すること．

③薬物療法を受けている患者（在宅の患者を含む）に対し，薬学的管理（患者の副作用の状況の把握，服薬指導等）を行うこと．

④薬物の血中濃度や副作用のモニタリング等に基づき，副作用の発現状況や有効性の確認を行うとともに，医師に対し，必要に応じて薬剤の変更等を提案すること．

⑤薬物療法の経過等を確認した上で，医師に対し，前回の処方内容と同一の内容の処方を提案すること．

⑥外来化学療法を受けている患者に対し，医師等と協働してインフォームドコンセントを実施するとともに，薬学的管理を行うこと．

⑦入院患者の持参薬の内容を確認した上で，医師に対し，服薬計画を提案するなど，当該患者に対する薬学的管理を行うこと.

⑧定期的に患者の副作用の発現状況の確認等を行うため，処方内容を分割して調剤すること.

⑨抗がん剤等の適切な無菌調製を行うこと.

5-4 出血を主訴とする副作用

副作用名	血小板減少症	血栓性血小板減少性紫斑病	再生不良性貧血	播種性血管内凝固症候群
随伴症状	皮下出血や鼻血など出血傾向が主体	発熱，倦怠感，悪心・嘔吐，精神神経症状	発熱，咽頭痛，めまい，動悸	意識障害，呼吸困難，動悸，乏尿，黄疸
臨床検査値	血小板数↓，尿潜血（＋），便潜血（＋）	血小板数↓，赤血球数↓，ヘモグロビン↓，総ビリルビン↑，LDH↑，クレアチニン↑	ヘモグロビン↓，白血球数↓，血小板数↓，骨髄有核細胞数↓，エリスロポエチン↑	血小板数↓，フィブリノゲン分解産物↑，D-ダイマー↑
起因薬	オキサリプラチン，シスプラチン，チクロピジン，フルオロウラシル	チクロピジン，クロピドグレル，シクロスポリン，タクロリムス	各種抗がん剤，クロラムフェニコール，メトトレキサート	シクロスポリン，バンコマイシン，エダラボン
副作用名	消化性潰瘍	出血性大腸炎	出血性膀胱炎	ヘパリン起因性血小板減少症
随伴症状	悪心・嘔吐，吐血，黒色便，腹痛，ふらつき	腹痛，下痢	排尿回数増加，排尿時痛，残尿感	急な呼吸困難，意識障害，痙攣，四肢の腫れや疼痛
臨床検査値	BUN/クレアチニン比↑	便潜血（＋）	尿潜血（＋），ヘモグロビン↓，ヘマトクリット↓	血小板数↓，ヘパリン依存性抗体（＋）
起因薬	NSAIDs，副腎皮質ステロイド薬，骨粗鬆症治療薬	抗菌薬，NSAIDs	シクロホスファミド，イホスファミド，ブスルファン	ヘパリン

> ### 事例 17
>
> 　60 歳男性．変形性関節症と診断され，インドメタシンカプセル 37.5 mg が 1 日 2 回（1 回 1 カプセル）処方された．服用開始から 2 週間後，来局した患者の上肢に，打ち身のような青あざが観察された．患者に聞いたところ青あざがあること自体気づいていない模様．対応した薬剤師が詳しく話を聞くと，数日前から歯磨き時，歯茎からの出血が続いているということだった．また下肢を確認したところ，下肢にも皮下出血を認めた．他には症状がないことから，NSAIDs による血小板減少を疑い，再度受診するよう勧めた．

5-4-1　血小板減少症

(1) 概　要

　薬物による血小板減少症には，薬物の薬理作用そのものに骨髄抑制作用があり，血小板産生抑制によって血小板減少が発症する場合（抗がん剤や免疫抑制剤など）と，本来の薬理作用とは異なる有害事象として血小板減少が発症する場合がある．血小板の基準値は 15 万〜35 万/mm^3 で，通常 10 万/mm^3 以下を血小板減少症としている．血小板数が 5 万/mm^3 以下になると，ちょっとした打ち身などで青あざができて，それが拡大しやすくなったり，歯磨き時に出血したり，生理出血が止まりにくくなって出血量が増えたりする傾向がある．このような症状がなくても，突然，皮膚に青あざが現れたり，口腔内の粘膜からの出血（粘膜血腫），鼻血，血尿，黒色便あるいは便潜血などとして認められることがあり，血小板数 1 万/mm^3 以下になると，低頻度ながらも脳内出血など重い症状をきたすことがある．

(2) 症　状

　初期症状としては，皮下，粘膜の出血症状がある．すなわち誘因なくして皮下の点状出血および紫斑が生じ，粘膜に関しては，鼻出血，口腔内出血，歯肉出血，眼球結膜下出血，消化管出血，血尿，あるいは軽度の機械的刺激により（例えば打撲等）皮下出血や粘膜出血を起こしやすくなったり，女性では生理出血が止まりにくくなったり，出血量が増えたりする．

　副作用の好発時期は発症機序によって異なるが，目安として，免疫学的に血小板が破壊されることによる血小板減少は，薬物投与が初めての場合は，血小板の体内でのターンオーバーを反映して，7 日から 2 週間後に症状が出やすい．しかし，同じ薬物によっても短期間に現れる場合と，数か月，数年後に現れる場合があり，症例によってまちまちである．ただし，原因と考えられる薬物を過去に投与されている場合には，その後の同一薬投与による血小板減少の発現は，数時間から 5 日以内のことが多い．

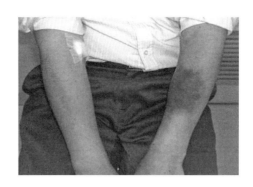

図 5-1　薬物性皮下出血の様子

(厚生労働省，重篤副作用疾患別対応マニュアル　血小板減少症)

(3) 主な原因薬物

金製剤やペニシラミン，バルプロ酸ナトリウムは投与後平均120〜180日で発症することが多い．報告数の多い薬物として，オキサリプラチン，イリノテカン塩酸塩，チクロピジン塩酸塩，カルバマゼピン，ファモチジン，レナリドミド水和物，フルオロウラシル，シスプラチンなどがある．

(4) 早期発見のポイント

先述した「手足の点状出血」，「皮下出血」，「粘膜（口腔内や鼻）の出血」などの症状がみられた場合で，医薬品を服用している場合には，放置せずに，ただちに受診勧奨を行う．その際お薬手帳などにより，薬物名だけでなく，服用開始時期との整合性を確認することが重要である．

(5) 治療法

疑われる薬物の投与を直ちに中止する．出血傾向や血小板減少が重篤の場合は，副腎皮質ステロイドホルモン，γ-グロブリン大量療法を行う．さらに，著しい出血時には血小板輸血を行う．

(6) 予　後

多くは薬物の服用を中止することにより，無治療で中止後5〜8日で血小板数は回復する．

5-4-2　血栓性血小板減少性紫斑病

(1) 概　要

血栓性血小板減少性紫斑病（TTP：thrombotic thrombocytopenic purpura）は，止血に必要な血小板が不適切に活性化され，血小板が互いに結合しあって小さな血小板血栓を形成する．その結果血小板の数が減少したり，血小板血栓が血管を閉鎖することによって支配領域に虚血性変化を引き起こし，以下に示すように多彩な症状を呈する疾患である．

(2) 症　状

発熱，倦怠感，脱力感，悪心，食欲不振など不定な症状で始まり，その後，紫斑（青あざ）ができたり，口腔などの粘膜から出血したり，あるいは短時間にみられる痙攣，意識障害，傾眠傾向，錯乱などの神経症状，黄疸，尿量の減少などの症状が急激に出現する．発症早期にはこれら

の症状がそろうことはなく，これらの症状が1つでも現れたら本症を念頭におき，末梢血血液検査を行うことが重要である．末梢血血液検査では，ヘモグロビン値の低下，赤血球数減少，網状赤血球数増加，血小板数減少（多くは4万/mm^{3}以下）がみられる．

(3) 主な原因薬物

現在まで報告されている薬物の多くはチエノピリジン系薬剤（チクロピジン，クロピドグレルが代表的）である．この他に免疫抑制薬のシクロスポリン，抗リウマチ薬のペニシラミン，経口避妊薬，サルファ剤，インターフェロン，シルデナフィル，キニン，抗がん剤の中でマイトマイシンC，ダウノルビシンなどの報告がある．

(4) 早期発見のポイント

TTPを惹起するおそれのある薬物使用にあたっては，少なくとも2か月間は2週間ごとに臨床症状に注意し，末梢血血液検査，肝，腎機能検査などの臨床検査を繰り返す．TTPの可能性が認められれば投薬を中止し，速やかに主治医へ連絡するよう指導する．

(5) 治療法

投薬中止後，早期の血漿交換療法，新鮮凍結血漿輸注等を行う．可及的には新鮮凍結血漿の投与をまず行う．免疫抑制効果を狙って，副腎皮質ステロイドの投与が，血漿交換と併用される場合もある．血小板輸血は臨床症状を悪化させるため禁忌である．

(6) 予　後

血漿交換療法が導入されるようになり，80％程度の生存が期待できるようになった．

5-4-3　再生不良性貧血

(1) 概　要

再生不良性貧血は血液中の白血球，赤血球，血小板のすべての血球成分が減少し，骨髄の低形成を特徴とする症候群である．それぞれの血球減少の程度に応じて，貧血，出血症状，易感染症が出現する．軽症から最重症に分類されるが，重症や最重症患者においては，充分な治療が行われなければ短期間に死亡にいたるケースも多い．わが国における年間新患発生数は人口100万人あたり5人前後と推定されている．その大部分は，造血幹細胞を標的とした自己免疫疾患と考えられており，薬物に起因すると考えられる再生不良性貧血の発症頻度は5％以下と低い．

(2) 症　状

減少した血球成分に基づいて，様々な症状が出現する．重要な初期症状としては，労作時の息切れ，動悸，めまいなどの貧血症状や，歯肉出血，鼻出血，血尿などの出血症状がみられる．好中球減少による重症感染症では，発熱が持続する．その他血液検査所見として，汎血球減少（①ヘモグロビン：10.0g/dL未満，②好中球：1500/μL未満，③血小板：10万/μL未満，のうち少なくとも2項目）が観察される．

(3) 主な原因薬物

メトトレキサート（MTX）がもっとも多く，MTXのリスク因子としては，腎不全，葉酸欠乏，高齢，低タンパク血症，プロトンポンプ阻害薬や利尿薬の併用などがある．その他の報告例として，抗悪性腫瘍薬（6-メルカプトリン，アクチノマイシンDなど），クロラムフェニコール，フェニルブタゾン，金製剤，トルブタミド，アスピリンなどが挙げられる．

(4) 早期発見のポイント

先述した「皮下出血」,「歯茎や鼻の粘膜からの出血」,「発熱」,「のどの痛み」,「眼瞼結膜の蒼白」,「疲労感」,「動悸や息切れ」,「血尿」といった症状を患者が訴え,薬物を服用している場合には,直ちに受診勧奨を行う.また,これまでに再生不良性貧血の副作用報告がある薬物については,投薬中は4週間に1回,定期的な白血球分画を含めた血液検査を実施することが望ましい.

(5) 治療法

薬剤性再生不良性貧血による治療でもっとも重要なことは,疑わしい薬物の服用を直ちに中止することであり,それと同時に強力な支持療法を血球減少の程度に応じ開始することである.貧血に対する赤血球輸血の施行は,ヘモグロビン値を7g/dL以上に保つことが1つの目安である.血小板数が5万/μL以下,または鼻出血などの粘膜出血がある場合は,血小板輸血の適応がある.重症感染症の合併がみられた場合には,適切な抗生物質,抗真菌薬を投与するとともに,好中球数が500/μL以下であれば,顆粒球コロニー刺激因子(G-CSF)の投与も考慮する.薬物の投与中止後4週間たっても造血の回復傾向がみられない場合には,他の原因による再生不良性貧血と同様に,1)造血幹細胞移植,2)免疫抑制療法,3)タンパク同化ホルモンによる治療も考慮する.

(6) 予 後

投与量に依存するタイプの副作用例では,薬物の投与の中止により可逆的に回復するが,特異反応によるものは用量非依存性で不可逆的変化であり,充分な治療が行われなければその予後は不良である.

5-5 発熱を主訴とする副作用

副作用名	無顆粒球症	薬物性肝障害	悪性症候群	セロトニン症候群
随伴症状	咽頭痛,悪寒	発熱,倦怠感,食欲不振,吐き気・嘔吐	筋強直,意識障害,発汗,頻脈	振戦,発汗,下痢,頻脈
臨床検査値	白血球数↓(特に顆粒球)	AST↑,ALT↑,アルカリホスファターゼ↑,γ-GTP↑	白血球数↑,CRP↑,LDH↑,ミオグロビン↑	特徴的な検査所見なし
起因薬	チクロピジン,チアマゾール,サラゾスルファピリジン,H₂受容体拮抗薬	NSAIDs,抗がん剤,精神・神経用薬,抗真菌薬など	パーキンソン病治療薬,統合失調症治療薬	抗うつ薬(SSRIや三環系)

副作用名	間質性肺炎	悪性高熱	中毒性表皮壊死症	腎盂腎炎
随伴症状	息切れ,乾性咳嗽	筋肉のこわばり,頻脈,頻呼吸,意識障害	多発性紅斑,目の充血,粘膜のただれ	悪寒・戦慄,悪心・嘔吐,側腹部痛
臨床検査値	白血球数(特に好酸球)↑,LDH↑,CRP↑,KL-6↑	K^+↑,CPK↑,LDH↑,ミオグロビン尿(+)	CRP↑,白血球数↑	膿尿,細菌尿,血尿,白血球数↑,CRP↑

起因薬	抗菌薬，NSAIDs，抗がん剤，アミオダロン，インターフェロン，ゲフィチニブなど	吸入麻酔薬	抗てんかん薬，NSAIDs，抗生物質，痛風治療薬，消化性潰瘍薬など	免疫抑制薬，抗がん剤，インフリキシマブ，エタネルセプト

事例 18

　チアマゾール服用開始 27 日後，昼頃より 39℃台の発熱が出現したため外来を受診．白血球数 1,000/μL，好中球 0%と減少を認めたため無顆粒球症を疑い入院．チアマゾールは直ちに中止され，感染症に対する治療と G-CSF の投与が開始され，中止 9 日後に好中球の回復がみられた．

5-5-1 無顆粒球症

(1) 概　要

　無顆粒球症は文字どおり解釈すると顆粒球の完全な消失であるが，通常は顆粒球の高度減少まで含めた病態を指す．さらに広く，程度を問わず顆粒球が減少した状態（顆粒球減少症）と同意義に使われることもある．なお，顆粒球には好中球，好酸球および好塩基球の 3 種類があるが，無顆粒球症の顆粒球は好中球の意味で用いられており，顆粒球減少症と好中球減少症は同一病態を指すとみなすことができる．正確な発生頻度は不明であるが，1.6～2.5 例/100 万人/年との報告がある．

(2) 症　状

　血液検査で無顆粒球症を指摘されるまでほとんどの患者は無症状で，一見すると急激に発病するようにみえる．しかし病歴を詳細に聴取すると，2～3 日にわたり倦怠感や衰弱感が先行していることが多い．これは，好中球の減少に基づく抵抗力減弱のため，常在菌による感染症を起こすことが多く，またいったん発病すると速やかに重症に陥る経過を反映している．無顆粒球症発症後の典型的な症状は発熱および咽頭痛であるが，感染症の種類・部位によりそれぞれの感染症状をきたす．また敗血症に進展すると高熱，悪寒戦慄，意識障害などの症状がみられることもある．典型例では顆粒球数はほぼ 0 であるが，定義上は顆粒球数 500/μL 以下も無顆粒球症としている．末梢血塗抹標本では顆粒球をほとんど認めない．赤血球数および血小板数は通常正常値を示すが，原因薬物によっては汎血球減少傾向となる場合もある．

(3) 主な原因薬物

　無顆粒球症の原因となりうる医薬品は極めて多数にのぼるが，特に抗甲状腺薬，チクロピジン，サラゾスルファピリジンなど頻度が高い．また，これら薬物以外にも H$_2$ブロッカー，NSAIDs，抗不整脈薬，ACE 阻害薬などは重要であり知っておく必要がある．

・チアマゾール，プロピルチオウラシルなどの抗甲状腺薬：ほとんどの例では投与開始後 3 か月以内に発症する．無顆粒球症の発症頻度は 0.2-0.5%との報告がある．発症は，用量非依存的と考えられている．

・サラゾスルファピリジン：投与後3か月以内に発症しているが，多くは6週以内に発症する．無顆粒球症の発症頻度は0.06〜0.6％と報告されている．発症は，用量依存的と考えられている．

・チクロピジン：投与後3か月以内に発症するが，特に投与後3〜4週以内のことが多い．無顆粒球症の発症頻度は高く，約2.4％とされる．

(4) 早期発見のポイント

先述のように，顆粒球が減少しはじめた時点での症状は通常少なく，無顆粒球症を予測することは困難である．したがって，無顆粒球症を起こす可能性がある薬物が処方されている患者に対しては，投薬開始後2〜3か月間，定期的に血液検査を実施するとともに，患者に無顆粒球症を起こす可能性があることや，発熱，咽頭痛などの感染症状が出たら直ちに受診するよう説明する．特に高齢，女性，腎機能低下，自己免疫疾患の合併などの場合に発症頻度が高いことが指摘されている．サルファ剤（サラゾスルファピリジン）の場合は発症との関係が用量依存性と報告されているため，投与量にも注意する．チアマゾール投与による無顆粒球症の場合，報告された無顆粒球症の71％が，投与開始2か月以内に発現している．したがって，投与開始後少なくとも2か月間は副作用の早期発見のため2週間に1回は血液検査（白血球分画を含む）を実施することになっている．この2週間に1回の検査により，無顆粒球症55例中43例で感染症による症状が出る前に，検査により発見することができたとの報告がある．

(5) 治療法

薬物性無顆粒球症に対する治療法は① 原因薬物の中止，② 広域スペクトラムの抗生剤による感染症や敗血症などの合併症の予防，③ G-CSF，GM-CSFの投与がある．G-CSFおよびGM-CSFの有用性については，重症症例での好中球数回復日数の短縮，感染症合併率や死亡率の低下，入院期間や抗生剤使用日数の低下などの効果が報告されている．特に，65歳以上の高齢者，腎不全，自己免疫性疾患などの基礎疾患を有するなど，予後不良因子を持つ患者でも効果は高いとされている．

(6) 予 後

いかに早期発見できるかが，予後に関わってくる．被疑薬の服用中止により，通常好中球数は1〜3週間で回復する．骨髄像で前駆細胞が消失している事例では回復には2週間以上を要するが，成熟障害のみの場合には1週間以内に回復するという報告がある．

5-5-2 薬物性肝障害

(1) 概 要

多くの薬物は肝臓で代謝されるため，薬物に晒される肝臓の障害は薬物治療を行う上で避けては通れない副作用の1つである．薬物性肝障害はその障害部位から「胆汁うっ滞型肝障害」と「肝細胞障害型肝障害」および両者の「混合型」に大別することができる．各々の病型に特異的な症状や原因薬物もあれば，共通する症状もあるため，ここでは薬物性肝障害をタイプ別に解説する．

(2) 症 状

薬物性肝障害に特徴的な症状はない．発熱，黄疸，全身倦怠感などの全身症状のほか，皮疹，

浮腫，食欲不振，吐き気・嘔気，痒みなど様々な症状が観察され，これらが急に出現したり持続して発現したりする．皮疹についてはその形態は様々で，蕁麻疹，播種状丘疹紅斑，湿疹様，紅皮症，固定薬疹，光線過敏症，紫斑などや重症型（スティーヴンス・ジョンソン症候群，中毒性表皮壊死症）になると全身に及ぶ粘膜の障害や表皮壊死を認める場合もある．

1）胆汁うっ滞型肝障害

　　眼球黄染などの黄疸症状や，ビリルビンの蓄積により皮膚搔痒感が目立つ．

2）肝細胞障害型肝障害

　　障害が高度であれば黄疸を伴うこともあるが，肝細胞障害型に特徴的な症状はない．なお肝不全に陥った場合は肝性脳症，出血傾向，腹水貯留など肝不全の病態で認められる症状が出現する．

(3) 主な原因薬物

1）胆汁うっ滞型肝障害

　　タンパク同化ホルモン（メチルテストステロン），経口避妊薬，クロルプロマジン，プロピルチオウラシル，アロプリノール，インドメタシンなどが挙げられる．

2）肝細胞障害型肝障害

　　アスピリン，アセトアミノフェン，テストステロン，メトトレキサート，リファンピシン，イソニアジド，ハロタン，アカルボース，ベンズブロマロン，アルコールなどがある．

(4) 早期発見のポイント

　早期発見のためには，投与薬物が初回投与の場合，投与後定期的に肝機能検査を実施し，肝障害の早期発見に努める．多くの薬物性肝障害は薬物服用後60日以内に起こることが多いが，90日以降の発症もみられる（約20%）．また，問診では，上述した症状の有無を聴取し，肝障害を示唆する症状があれば肝機能検査を行う．また危険因子として，慢性飲酒者においては健常者よりも薬物性肝障害を起こしやすいともいわれているため，慢性飲酒者には注意を促すよう指導する．肝疾患を持つ患者では，薬物性肝障害が起きた場合，重症化することがあるので注意を要する．

1）胆汁うっ滞型肝障害

　　AST，ALT の上昇は軽度で，基準値上限（40 IU/L）の2倍を超えることはない．一方，胆汁うっ滞の指標である血清アルカリホスファターゼ（ALP）は基準値上限の2倍以上であり，γ-GTP も著明な上昇を示す．また，ビリルビンも早期より増加する．

2）肝細胞障害型肝障害

　　血清 AST，ALT 値の上昇が主体で，ALP の上昇は軽度ないし中等度で基準値上限の2倍を超えることはない．高度肝障害の場合には直接反応型ビリルビンの上昇が主体の総ビリルビン値の上昇をきたす．

表 5-4　肝酵素による薬剤性肝障害の病型分類

胆汁うっ滞型	ALT≦N＋ALP＞2N または ALT 比／ALP 比≦2
肝細胞障害型	ALT＞2N＋ALP≦N または ALT 比／ALP 比≧5
混合型	ALT＞2N＋ALP＞N かつ 2＜ALT 比／ALP 比＜5

N：基準値上限，ALT 比＝ALT 値／N，ALP 比＝ALP 値／N

(5) 治療法

　薬物性肝障害を疑った場合，起因薬物の服用を中止するのが基本である．多くの場合は薬物中止により軽快し，薬物療法の必要がない場合が多い．肝細胞障害型の肝障害でグリチルリチンの静注が行われる場合がある．エビデンスは得られていないが，ALT 値が高値の場合には現実的に用いられることも多い．また，ウルソデオキシコール酸を投与することもあるが，これもエビデンスは得られていない．胆汁うっ滞型で黄疸が長期に遷延する場合には，ウルソデオキシコール酸，副腎皮質ステロイド薬，フェノバルビタールが有効なことがある．掻痒感が強い場合は，コレスチミドの投与が有用である．

5-5-3　悪性症候群

(1) 概　要

　精神・神経用薬（主に抗精神病薬）により引き起こされる病態で，急な高熱や発汗，意識障害，錐体外路症状，自律神経症状を主徴とし，放置すると死に至るなど重篤な転帰をたどるので迅速な対応が必要な有害事象である．

(2) 症　状

　急性の発熱や意識障害，錐体外路症状（筋強剛，振戦，ジストニア，構音障害，嚥下障害，流涎など），自律神経症状（発汗，頻脈・動悸，血圧の変動，尿閉など）の他に，ミオクローヌス，呼吸不全などを呈する．重症例では，骨格筋組織融解を併発し血中および尿中ミオグロビンが高値となり，腎障害から急性腎不全となったり，代謝性アシドーシスや播種性血管内凝固症候群（DIC）にいたることもある．体温は通常 38℃ を越えるが，微熱で推移する場合もある．

(3) 主な原因薬物

　抗精神病薬（特に増量，変更，中止時）や，抗うつ薬，抗不安薬，パーキンソン病治療薬，ドパミン D_2 受容体阻害作用を持つプロクロルペラジンなどの制吐剤や，メトクロプラミドなどの消化機能調整薬で報告されている．

(4) 早期発見のポイント

　上述の薬物を服用する際は，発熱・発汗，神経症状の発現（内容と程度），血圧の急激な変化など自律神経系の急激な変動などが認められないか注意して観察する．薬物を投与後 1 週間以内に発症することが多いため，特にこの間は注意する．また，投与後だけでなく，それまで服用していた薬物を減らしたり中止した直後に発症することもある．脱水や，低栄養状態，身体の著しい疲弊状態が危険因子となるため，患者情報を詳しく聞き取ることも重要となる．臨床症状の出現とほぼ同時期に，血清 CK 高値や白血球増多が多くの症例で認められる．他に CRP，LDH，ミオ

グロビン，アルドラーゼの上昇や，筋融解の程度によりミオグロビン尿が観察される場合もある．

(5) 治療法

　薬物投与中に原因不明の発熱が生じた場合は，薬物の投与を中止し発熱の原因が明らかになるまでは投与再開を見合わせるほうが無難である．ただし，抗パーキンソン病薬を併用している場合は，その中断による病状悪化を防ぐために，併用している抗パーキンソン病薬の投与は継続したまま抗精神病薬のみ中止するほうがよい．その他治療の基本は対症療法が中心となり，全身冷却や水分補給などの全身管理を行うとともに，筋強剛を緩和する目的でダントロレンナトリウムが用いられることがある．

5-5-4　セロトニン症候群

事例 19

　60歳男性．大うつ病と診断され，エスシタロプラム（レクサプロ®）とエチゾラム（デパス®）が投与されている．コントロールが悪いことから，昨日エスシタロプラムが増量となったが，今日になって患者の家族から「身体がほてって仕方がないと訴えている」と薬局に相談があった．

　患者の様子を詳しく聞くと，発汗もみられるとのことだった．患者家族に体温の測定と脈拍数の測定を指示したところ，体温は37.8℃，脈拍数は108/minであった．薬剤師はエスシタロプラム増量によるセロトニン機能亢進を疑い，すぐに受診するよう伝えた．

---

(1) 概　要

　セロトニン神経系への機能亢進作用を有する薬物（セロトニン作動薬）の服用によって生じる，神経・筋症状，自律神経症状，精神症状の変化をいい，その他（感染症，代謝疾患など）が否定される状態のことを指す．セロトニン症候群の診断基準としては図5-2に示すHunterのクライテリアが感度・特異度に優れておりしばしば用いられる．

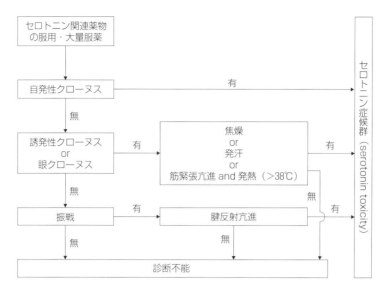

図 5-2　The Hunter Serotonin Toxicity Criteria (HSTC)

(2) 症　状

・神経・筋症状：腱反射亢進，ミオクローヌス，筋強剛など
・自律神経症状：発熱，頻脈，発汗，振戦，下痢，皮膚の紅潮
・精神症状の変化：不安，焦燥，錯乱，軽躁

　本症候群は軽症例から重症例まであり，軽症例では頻脈，発汗，散瞳，間歇的な振戦・ミオクローヌス，精神症状の変化などがみられ，発熱はないか軽度である．中等度以上の症例になると，腱反射亢進，持続的なミオクローヌス・振戦に筋強剛が加わり，発熱も40℃近くになる．

　前述の悪性症候群とは重複する症状が多い．表5-5に両者の比較を示す．

表 5-5　セロトニン症候群と悪性症候群の比較

	セロトニン症候群	悪性症候群
原因薬物	セロトニン作動薬 ドパミン作動薬（？）	ドパミン拮抗薬 ドパミン作動薬の中断
症状の発現	数分から数時間以内	数日から数週間
症状の改善	24時間以内	平均9日
発熱（38℃以上）	46%	90%以上
意識状態の変化	54%	90%以上
自律神経症状	50〜90%	90%以上
筋強剛	49%	90%以上
白血球増加	13%	90%以上
CK値上昇	18%	90%以上

GOT/GPT 値上昇	9%	75%以上
代謝性アシドーシス	9%	しばしば
腱反射亢進	55%	まれ
ミオクローヌス	57%	まれ
治療効果		
ドパミン作動薬	症状悪化	症状改善
セロトニン拮抗薬	症状改善	効果なし

(3) 主な原因薬物

　SSRI（フルボキサミン，パロキセチン，セルトラリンなど）や三環系抗うつ薬（クロミプラミン，イミプラミン，アミトリプチリンなど）の報告が多く，単剤よりも多剤使用時の発現が圧倒的に多い．その他，炭酸リチウム，タンドスピロン，ペチジン，ペンタゾシン，トラマドール，デキストロメトルファンなども原因となりうる．抗うつ薬とセレギリンとの併用は，セロトニン症候群を惹起するおそれがあるため，併用禁忌となっている．

(4) 早期発見のポイント

　抗うつ薬服用中に，急に精神的に落ち着かなくなったり，振戦，発汗，頻脈などが認められた場合は，セロトニン症候群の可能性を疑う必要がある．一般に，SSRI などのセロトニン作動性抗うつ薬の増量をしたり，他の抗うつ薬を追加した場合に上述の症状が認められた場合，セロトニン症候群を疑う．

(5) 治療法

　治療の基本は，原因薬物の中止と補液や体温冷却などの保存的な治療である．重症例には非特異的セロトニン受容体遮断薬であるシプロヘプタジンが 1 日 24 mg 程度まで使用される．ミオクローヌスや不安・焦燥に対しては，クロナゼパム，ジアゼパムなどのベンゾジアゼピン系薬剤の使用が有効であるとの報告がある．

(6) 予　後

　セロトニン症候群は一般に予後がよく，70%の症例は原因薬物の中止により発症 24 時間以内に改善するといわれている．

5-6 皮膚症状（発疹を主訴とする副作用）

副作用名	スティーヴンス・ジョンソン症候群	中毒性表皮壊死症	薬剤性過敏症症候群	接触性皮膚炎
随伴症状	高熱（38℃以上），目の充血，粘膜のただれ	高熱（38℃以上），目の充血，粘膜のただれ	高熱（38℃以上），全身倦怠感，リンパ節の腫れ	刺激感，疼痛，掻痒感，水疱，浮腫
臨床検査値	CRP↑，白血球数↑	CRP↑，白血球数↑	白血球数↑，好酸球数↑，異型リンパ球の出現	特になし
起因薬	抗てんかん薬，NSAIDs，抗生物質，痛風治療薬，消化性潰瘍薬など	抗てんかん薬，NSAIDs，抗生物質，痛風治療薬，消化性潰瘍薬など	抗てんかん薬，ミノサイクリン，アロプリノール，メキシレチン	抗真菌外用薬，抗菌外用薬，消毒薬，抗炎症外用薬，ステロイド外用薬
副作用名	急性汎発性発疹性膿疱症	アナフィラキシー	間質性腎炎	薬剤性肝障害
随伴症状	高熱（38℃以上），小膿疱，全身倦怠感	掻痒感，嗄声，動悸	発熱，悪心・嘔吐，腹痛，乏尿	倦怠感，食欲不振，微熱
臨床検査値	好中球数↑，CRP↑	特になし	尿タンパク（+），尿潜血（+），BUN↑	AST↑，ALT↑，ALP↑，γ-GTP↑
起因薬	抗生物質，アロプリノール，カルバマゼピン，ジルチアゼム，アセトアミノフェン	ヨード造影剤，NSAIDs，抗生物質，血液製剤	抗生物質，NSAIDs，抗てんかん薬，消化性潰瘍薬	NSAIDs，抗真菌薬，抗がん薬

事例 20

　30歳女性．スギ花粉アレルギーあり．生理痛の痛み止めを求めて来局した．イブプロフェン配合の市販薬を購入し服用したところ，3日ほど前から全身に赤い発疹が生じ，目も充血してきた．春先であったことから持病の花粉症による症状と判断し，点眼薬を購入しに再び来局．患部を確認したところ，結膜や口唇にも発赤や水疱があった．体温を測定したところ38.0℃あり，薬を服用する度に症状が悪化したように感じているとのことだった．薬剤師は鎮痛薬服用によるスティーヴンス・ジョンソン症候群の可能性を考え，入院施設を擁する皮膚科をすぐに受診するよう伝えた．

　薬物に起因する発疹は，来局者からの相談が多い症状である．その多くは何らかのアレルギー反応により惹起され，薬物過敏型の副作用症状としてはもっとも発現頻度が高い．皮膚疾患は表5-6に示す確認事項に留意した問診および皮膚・粘膜のフィジカルアセスメントを行い，重症薬疹への発展を示唆する臨床所見を認めた場合，直ちに皮膚科専門医への受診勧奨を行う．また，薬疹が疑われる場合は，早期発見のために，お薬手帳を用いて使用開始からの期間と使用薬物す

べての確認を行う．使用薬物は医療用医薬品に限らず，一般用医薬品の使用状況についても確認することが重要である．

表 5-6　問診時の確認事項

①薬物摂取歴と皮疹の出現の経過
②発熱などの全身症状
③薬物以外の健康食品・サプリメントなどの摂取歴
④薬疹の既往歴・薬物名，発症時期，発疹型
⑤現病歴の有無
⑥重篤化しやすい全身疾患の有無（肝機能障害，糖尿病，感染症，悪性腫瘍など）
⑦その他（造影検査の有無，予防接種歴など）

5-6-1　スティーヴンス・ジョンソン症候群

(1) 概　要

スティーヴンス・ジョンソン症候群（SJS：Stevens-Johnson syndrome，皮膚粘膜眼症候群）は，突然の高熱や全身倦怠感などの症状を伴って，口唇・口腔，眼，外陰部などを含む全身に紅斑，びらん，水疱が多発し，表皮の壊死性障害を認める疾患である．2005〜2007年の全国疫学調査によると，SJSの発生頻度は，人口100万人あたり年間3.1人であり，男女比は1：1.14で，各年齢層に幅広く分布するが60歳代が発症のピークである．

(2) 症　状

全身症状としては，高熱，全身倦怠感，食欲低下などが認められ，皮膚病変では全身に大小様々な滲出性紅斑や水疱を有する紅斑〜紫紅色斑が多発散在する．また，口唇・口腔粘膜，鼻粘膜には発赤，水疱が出現し，血性痂皮を付着するようになる．眼では眼球結膜の充血，偽膜形成，眼表面上皮（角膜上皮，結膜上皮）のびらん（上皮欠損）などが認められ，重篤な眼病変では後遺症を残すことが多い（図5-3，図5-4）．ときに上気道粘膜や消化管粘膜を侵し，呼吸器症状や消化管症状を併発する．「粘膜疹がある」「全身の10％未満のびらんや水疱」「発熱」の3項目を満たす場合，SJSであるといえる．

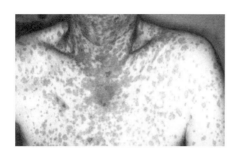

図 5-3　浮腫性紅斑の例

(厚生労働省，重篤副作用疾患別対応マニュアル　スティーヴンス・ジョンソン症候群（皮膚粘膜眼症候群))

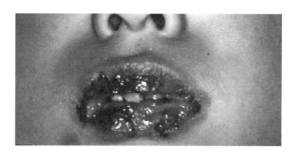

図 5-4　口唇の出血性びらん例

(厚生労働省，重篤副作用疾患別対応マニュアル　スティーヴンス・ジョンソン症候群（皮膚粘膜眼症候群))

(3) 主な原因薬物

原因薬物として，抗生物質，解熱鎮痛薬，抗てんかん薬，痛風治療薬，サルファ剤，消化性潰瘍治療薬，催眠・鎮静薬・抗不安薬，精神・神経用薬，緑内障治療薬，筋弛緩薬，高血圧治療薬などが挙げられる．

(4) 早期発見のポイント

一般的に，SJS というと重篤な症状をイメージすることが多いが，イメージにとらわれ過ぎると，粘膜疹のみ，あるいは皮疹が散見する程度の症例では SJS の初期病変と認識されず，治療が遅れてしまうことがある．したがって，薬物を投与されている患者で，「① 発熱（38℃以上），② 多発する紅斑（進行すると水疱やびらんを形成）③ 目脂や目の充血，口唇・口腔，外陰部など粘膜部のびらんや咽頭痛」の3項目のうち2つ以上が観察される場合は本症を疑い，入院設備のある皮膚科の受診勧奨をする必要がある．本症状は原因薬物服用後2週間以内に発症することが多いが，数日以内あるいはまれに1か月以上を経て発症することがある．眼病変などの粘膜症状は，皮膚症状から僅かに遅れて出現することが多い．

(5) 治療法

早期診断と早期治療が大切である．SJS の治療として，まず感染の有無を明らかにした上で，被疑薬の中止を行い，原則として入院の上で加療する．いずれの原因においても発疹部の局所処置に加えて厳重な眼科的管理，補液・栄養管理，呼吸管理，感染防止が重要である．

治療指針としてはステロイド薬の全身投与を第一選択とする．重症例においては，発症早期（発症7日前後まで）にステロイドパルス療法を含む高用量のステロイド薬を開始し，発疹の進展がないことを確認して減量を進める．さらに，ステロイド薬投与で効果がみられない場合には，免疫グロブリン製剤大量静注療法や血漿交換療法を併用する．

(6) 予　後

SJS では多臓器不全，敗血症などを合併する．死亡率は約3%である．急性期に眼障害を伴った場合は，全身状態が回復しても失明に至る視力障害，瞼球癒着，ドライアイなどの眼後遺症を残すことが多い．また，閉塞性細気管支炎による呼吸器傷害や外陰部癒着，爪甲の脱落，変形を残すこともある．

(7) よくある質問と回答

Q. 健康食品やサプリメントがSJSの原因となることはあるか？
A. 健康食品やサプリメントの中には，病院で処方されるような薬剤が混ざっていたり，人体への影響がわからない物質が混入している場合もあるため，健康食品やサプリメントもSJSの原因となることがある．

Q. SJSを疑って医療機関を受診するときに必要なことは何か？
A. SJSを疑って医療機関を受診する際は，保険証や診察券の他に，薬の説明書や「お薬手帳」を忘れずに持参するよう指導する．また乳幼児の場合は今までの感染症やワクチン接種歴も必要な場合があるので「母子手帳」も持参するよう伝えるとよい．

5-6-2　中毒性表皮壊死症

(1) 概　要

　中毒性表皮壊死症（TEN：toxic epidermal necrolysis）は，高熱や全身倦怠感などの症状を伴って，口唇・口腔，外陰部などを含む全身に紅斑，びらんが広範囲に出現する重篤な疾患である．TENはSJSから始まる一連の病態と考えられ，TENの症例の多くがSJSの進展型と捉えることができる．日本の診断基準では皮膚の水疱やびらんなど表皮の壊死障害が体表面積の10％未満の場合をSJS，10％以上の場合をTENとしている．2005〜2007年の全国疫学調査によると，TENの発生頻度は，人口100万人あたり年間1.3人と，SJSの発生率より低い．

(2) 症　状

　全身症状として高熱が出現し，脱水，全身倦怠感，食欲低下などが認められる．皮膚病変では大小様々な浮腫性紅斑，水疱を有する紅斑が全身に散在し，急激に拡大する．一見正常にみえる皮膚に軽度の圧力をかけると表皮が剥離し，びらんを生じる．粘膜病変は口唇・口腔粘膜，鼻粘膜に発赤，水疱が出現し，血性痂皮を付着する．口腔〜咽頭痛がみられ，摂食不良をきたす．眼では眼球結膜の充血，偽膜形成，眼表面上皮（角膜上皮，結膜上皮）のびらん（上皮欠損）などが認められる．

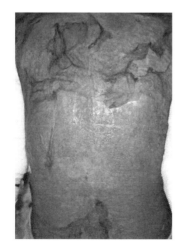

図5-5　中毒性表皮壊死症による広範囲に及ぶびらんの例

（厚生労働科学研究費補助金「難治性疾患等政策研究事業（難治性疾患政策研究事業）：重症多形滲出性紅斑に関する調査研究」）

(3) 主な原因薬物

SJS と同様の薬物が原因となりうる．特に抗生物質と解熱鎮痛薬（OTC や風邪薬を含む）がもっとも多く，全体の約1/3を占めている．次いで循環器疾患治療薬，抗痙攣薬，高尿酸血症治療薬など広範囲にわたる．

(4) 早期発見のポイント

SJS と重複するが，医薬品を投与されている患者で，「① 発熱（38℃以上），② 粘膜症状，③ 体幹を中心に多発する紅斑が早期から認められる症状」であり，これらのうち2つ以上が持続する，あるいは急激に悪化する場合は本症を疑い，入院設備のある基幹病院をその日のうちに受診するよう勧奨する．

(5) 治療法

TEN の治療として，まず感染の有無を明らかにした上で被疑薬の中止を行い，入院の上で加療する．皮疹部の局所処置に加えて厳重な眼科的管理，補液・栄養管理，呼吸管理，感染防止が重要である．全身性ステロイド薬投与を第一選択とし，症状の進展が止まった後に減量を慎重に進める．重症例では，発症早期（発症7日前後まで）にステロイドパルス療法を含む高用量のステロイド薬を投与し，その後，漸減する．初回のステロイドパルス療法で効果が十分にみられない場合または症状の進展が治まった後に再燃した場合は，数日後に再度ステロイドパルス療法を施行するか，免疫グロブリン製剤大量静注療法や血漿交換療法を併用する．

(6) 予　後

SJS に比べ，TEN では多臓器不全，敗血症，肺炎などを高率に併発し，しばしば致死的状態に陥る．死亡率は約20％である．基礎疾患としてコントロール不良の糖尿病や腎不全がある場合には，死亡率が極めて高い．視力障害，瞼球癒着，ドライアイなどの後遺症を残すことが多い．また，閉塞性細気管支炎による呼吸器傷害や外陰部癒着，爪甲の脱落，変形を残すこともある．

(7) よくある質問と回答

Q．TEN では皮膚に水疱や表皮剥離が出現するが，治癒した後に皮膚に跡は残るのか？

A．TEN で症状として出現する水疱やびらんは，皮膚の比較的浅い部分の病変であるため，通常，治癒した後に皮膚に淡い褐色調の色調が残ったり，反対に皮膚が白っぽくなったりすることがある．しかし，大部分において，このような色調の変化は徐々に消失し，正常の皮膚色に近づくとされている．しかし，爪の周囲に水疱などができた場合には爪の変形を残したり，爪の脱落をきたすことがある．

Q．TEN では，皮膚以外に後遺症を残すことはあるか？

A．TEN では，眼に病変が生じると，視力低下，まぶたの癒着，ドライアイなどの後遺症を残すことがある．呼吸器の病変が長引いた場合には，慢性の細気管支炎による呼吸障害を引き起こすことがある．

第5章 医薬品作用の評価法　105

5-7 呼吸器症状（咳を主訴とする副作用）

副作用名	間質性肺炎	アスピリン喘息	急性好酸球肺炎	肺胞出血
随伴症状	息切れ，発熱，徐脈	鼻汁・鼻閉，喘鳴，呼吸苦	息切れ，発熱	息切れ，血痰
臨床検査値	CRP↑，LDH↑，KL-6↑	特になし	白血球（特に好中球）↑，CRP↑，IgE↑	トロンボテスト↓，プロトロンビン時間延長，赤血球数↓，ヘモグロビン↓，ヘマトクリット↓
起因薬	アミオダロン，小柴胡湯，メトトレキサート，インターフェロン製剤，抗がん剤	NSAIDs，解熱鎮痛薬，総合感冒薬	アミオダロン，ブレオマイシン，カプトプリル，メトトレキサート，ヨウ素造影剤	アスピリン，ワルファリン，アミオダロン，免疫抑制薬，抗てんかん薬など

副作用名	肺水腫	胸膜炎，胸水貯留	急性呼吸促迫症候群	うっ血性心不全
随伴症状	呼吸苦，ピンク色の泡沫痰，頻脈	呼吸苦，胸痛，発熱	呼吸苦，頻呼吸，頻脈，喀痰	易疲労感，動悸，下腿浮腫，体重増加
臨床検査値	BNP↑，白血球数↑，CRP↑，SpO₂↓	白血球数↑，CRP↑，SpO₂↓，好酸球数↑	白血球数↑，CRP↑，SpO₂↓，好酸球数↑	ノルアドレナリン↑，BNP↑
起因薬	α受容体作動薬，β遮断薬，Ca拮抗薬，NSAIDs，コルヒチン，切迫流・早産治療薬	アミオダロン，プロカインアミド，ブレオマイシン，バルプロ酸ナトリウム，ダントロレン	抗がん剤，抗リウマチ薬，血液製剤	β遮断薬，抗不整脈薬，ドキソルビシン，ピオグリタゾン，NSAIDs，副腎皮質ステロイド

事例21

　50歳女性．1年前から関節の痛みに悩まされ，NSAIDs による治療を開始した．その後，関節リウマチと診断され，メトトレキサート（MTX）が追加されている．MTX 投与2か月が経過した頃，「最近咳をするようになり，階段で少し無理をすると息が切れるようになった」と服薬指導の際患者から訴えがあり，念のため体温を測定したところ 38.0℃あった．薬剤師は MTX による間質性肺炎の可能性を考え，すぐに受診するよう伝えた．

5-7-1 間質性肺炎

(1) 概　要

　間質性肺炎とは，肺胞壁や末梢支持組織である間質の炎症性疾患である．間質性肺炎ではこの間質部分の炎症によって肺が線維化し，ガス交換効率が低下する疾患である．この不可逆性の線

維化が全体的に進行すると，致死率が高い肺線維症に移行してしまう．

(2) 症　状

初期には無症状のことが多く，病状がある程度進行してくると労作時の息切れや痰を伴わない咳（乾性咳，空咳），発熱が認められるようになる．他覚所見としては，呼吸困難が高度の場合は頻呼吸，補助呼吸筋の使用がみられる．また，胸部で fine crackles（捻髪音）を聴取することがある．患者からは，「階段を登ったり，少し無理をしたりすると息切れがしたり，息苦しくなる」，「空咳が出る」，「発熱する」といった訴えを受けることが多い．

(3) 主な原因薬物

一般的に，薬物過敏症の関与が考えられる医薬品として抗菌薬，解熱消炎鎮痛薬，抗不整脈薬（アミオダロン），抗リウマチ薬（金製剤，メトトレキサート），インターフェロン，漢方薬（小柴胡湯），NSAIDs があり，これらでは1～2週間以内に発症することが多い．また，細胞傷害性薬剤である抗悪性腫瘍薬では数週間から数年で発症することが多いとされる．ただし，これに当てはまらない場合もあり，抗悪性腫瘍薬でも早期に発症する場合がある．がん分子標的治療薬であるゲフィチニブでは4週間（特に2週間）以内にみられることが多い．発症予測という観点では，薬物過敏症によるものは免疫反応が関与するため予測は非常に困難であるが，細胞傷害性による間質性肺炎は薬剤の投与量と発生頻度が相関するといわれており，予測が可能である．

(4) 早期発見のポイント

投薬後，1～2週程度で，患者が予想外の発熱，息切れ・呼吸困難，乾性咳（空咳）などを訴えた場合は，間質性肺炎の発症を考える．客観的な指標としては，肺X線およびCT画像がすりガラス状の陰影を呈し，さらに検査値ではシアル化糖鎖抗原の一種であるKL-6，CRP，LDHの上昇が認められる．

(5) 治療法

治療としては，まず原因と推測される医薬品を中止することである．急速に増悪する場合や重症例では，パルス療法を含めたステロイド剤投与が行われる．

5-7-2　非ステロイド性抗炎症薬による喘息発作（アスピリン喘息）

(1) 概　要

NSAIDs の投与により，喘息発作を主体とする激しい過敏反応が誘発される有害事象である．一般にアスピリン喘息と呼称されるが，アスピリンの他ほとんどすべての酸性NSAIDsで過敏反応が誘発される．アスピリン喘息を起こす患者は，アラキドン酸代謝経路上あるいはアラキドン酸代謝産物が関わる生体反応に何らかの異常があり，そこへNSAIDsによるCOX阻害が起こるため，過敏症状が発現すると考えられている．アスピリン喘息は成人喘息の約10％を占めるといわれているが，その4割は潜在しており，不幸にしてNSAIDsを投与されることにより初めて過敏症を持つことが明らかとなる．成人発症の喘息患者（約10％）や重症成人喘息患者（30％以上），鼻茸および副鼻腔炎を有する喘息患者（50％以上）がリスクファクターとなる．小児や思春期発症の喘息患者がアスピリン喘息の素因となることはまれである．

(2) 症　状

原因となるNSAIDs服用から通常1時間以内に，鼻閉，鼻汁に続き，咳，息苦しさ，ときに

嘔気や腹痛，下痢などの腹部症状が出現する．症状が強い例では，頸部から顔面の紅潮，消化器症状を認めやすい．皮疹を生じることは少ない．

(3) 主な原因薬物

解熱鎮痛効果の強い薬物，COX-1 阻害作用が強い NSAIDs（インドメタシンやアスピリン）は重症発作を誘発しやすい．また，坐薬や注射薬など吸収の速い剤形の NSAIDs ほど急激な発作を招きやすい．原因となる NSAIDs に，化学構造上の共通点はない．

(4) 早期発見のポイント

次のような特徴を有する患者はアスピリン喘息の可能性が高いといわれているため，服薬指導の際にきちんと確認することが重要である．

・小児喘息の既往がなく，成人になってから喘息を発症した患者
・女性（女性の方が男性よりも 1.5 倍多い）
・通年性の鼻炎（鼻水，鼻づまり）を有する患者
・慢性副鼻腔炎（蓄膿症）や鼻茸（鼻ポリープ）を合併しているか，その手術の既往
・嗅覚異常や無嗅覚症（臭いを感じない）の合併
・季節に関係なく喘息発作が起こる

以上，複数の特徴がそろえば，明らかな NSAIDs 過敏歴がなくても，とりあえずアスピリン喘息として扱うことが適当である．NSAIDs を副作用なく服用できたことが確認できたとしても，それが鼻・副鼻腔症状や喘息を発症する以前の場合は，その後の NSAIDs 服用に対する安全性を担保するものではないことに注意する．NSAIDs 過敏性は後天的に獲得されるものであり，通常は鼻・副鼻腔症状や喘息症状の出現と同時か数年遅れて明らかとなるためである．

(5) 治療法

急性期治療としては，十分な酸素化，アドレナリンの筋肉内注射，アミノフィリンとステロイドの点滴（急速静注は禁忌，コハク酸エステル型ではなくリン酸エステル型を使用する），抗ヒスタミン薬の投与，抗ロイコトリエン薬の内服が行われる．重症例や遷延化例では，プロスタグランジン E_1 の点滴静注も考慮する．

(6) 予　後

アスピリン喘息の 60％は重症喘息で，その半数は十分な治療をしても発作が安定化しない経口ステロイド依存もしくは不安定難治例である．

(7) よくある質問と回答

Q. アスピリン喘息の既往を有する患者へは，解熱・鎮痛に対しどのような薬剤が使用できるのか？

A. 急性疼痛時は，塩基性 NSAIDs（エモルファゾンなど）やペンタゾシン，モルヒネは使用可能である．実際の臨床現場では，アセトアミノフェンや PL 配合顆粒，COX-2 選択的阻害薬（セレコキシブ），塩基性消炎薬で対応することが多い．これらの添付文書では，一部を除いてアスピリン喘息に禁忌となっているがその根拠はほとんどなく，使用可能とされている．漢方薬の葛根湯や地竜なども安全に投与できるため，使用されることがある．

5-8 消化器症状（腹痛を主訴とする副作用）

副作用名	消化性潰瘍	麻痺性イレウス	急性膵炎	偽膜性大腸炎
随伴症状	悪心・嘔吐，吐血，黒色便，ふらつき	腹部膨満感，便秘，悪心・嘔吐	悪心・嘔吐，腰背部痛，発熱	下痢，発熱，悪心・嘔吐
臨床検査値	赤血球数↓，ヘモグロビン↓，BUN/クレアチニン比↑	特になし	アミラーゼ↑，リパーゼ↑，膵型アミラーゼ↑	トキシンA（＋），トキシンB（＋），白血球数↑
起因薬	NSAIDs，骨粗鬆症治療薬	抗コリン薬，オピオイド受容体刺激薬，抗がん剤，αグルコシダーゼ阻害薬	抗てんかん薬，サラゾスルファピリジン，免疫抑制薬，スタチン系薬剤	抗菌薬

副作用名	間質性腎炎	コリン作動性クリーゼ	急性腎盂腎炎	重度の下痢
随伴症状	発熱，発疹，悪心・嘔吐，下痢，関節痛，乏尿	下痢，悪心・嘔吐，流涎	悪寒・戦慄，発熱，悪心・嘔吐，腰痛	下痢，血便，口渇，倦怠感
臨床検査値	尿タンパク（＋），尿潜血（＋），BUN↑	コリンエステラーゼ活性↓	白血球数（好中球数）↑，CRP↑，膿尿，血尿，細菌尿	BUN/クレアチニン比↑，電解質異常，白血球数↑，CRP↑
起因薬	抗生物質，NSAIDs，抗てんかん薬，プロトンポンプ阻害薬	コリンエステラーゼ阻害薬（ジスチグミン）	免疫抑制薬，抗がん剤，抗TNF-α生物学的製剤	抗がん剤，抗菌薬，免疫抑制薬，消化性潰瘍治療薬，コルヒチン

事例 22

　70歳，男性．2年前に心筋梗塞を発症し，経皮的冠動脈形成術により一命を取り留めた．その後，再発予防のためアスピリンを服用している．薬局来局時に顔色が悪かったので聞き取りを行ったところ，数日前から体調を崩し，市販の風邪薬を服用しているということであった．昨日は腹痛と排便時に黒っぽいねっとりとした便が出て，めまいを起こしたが，現在は特にめまいなどの症状はないということだった．応対した薬剤師が眼瞼結膜を観察したところ蒼白であったことから，一度風邪薬の服用を中止し，近医を受診するよう促した．翌日，上部消化管内視鏡検査を実施したところ，胃潰瘍部からの出血が指摘され，潰瘍に対する治療が開始された．

5-8-1　消化性潰瘍

(1) 概　要

　消化性潰瘍をきたす薬物には，NSAIDs，ビスホスホネート系骨粗鬆症治療薬，抗がん剤の一部など数多くの医薬品が挙げられる．特にNSAIDsによる消化性潰瘍は発現頻度が高く，予防

薬を併用しない場合，その発現頻度は胃潰瘍で14.2％（3.4〜48.6％），十二指腸潰瘍で5.4％（0〜26.7％）と報告されている．NSAIDsは，COX-2阻害による消化管粘膜でのプロスタグランジン産生低下から，粘膜防御機構の低下，局所における血管透過性低下，直接の粘膜傷害がその機序として考えられており，びらんや潰瘍を発生させ，合併症として出血や穿孔を起こすことがある．

(2) 症　状

胃潰瘍の場合，一般的に胃内容が排出される食後60〜90分後に上腹部を中心とした疼痛をきたすとされている．鈍い，疼くような，焼けるような痛みであり，一般に持続的である．疼痛は2/3以上の症例で認められるとされているが，NSAIDs潰瘍では約半数に留まり，頻度は低い．潰瘍による出血の場合は，吐血や黒色便が出現する．出血による貧血では，労作時の息切れ，めまい，立ちくらみなどの自覚症状のほかに，眼瞼結膜蒼白や頻脈といった他覚症状が出現することがある．出血が大量である場合は，血圧低下，頻脈，乏尿となる．強い腹痛の場合は穿孔の可能性がある．

(3) 主な原因薬物

消化性潰瘍の発現頻度が高い医薬品として，NSAIDs，ビスホスホネート系骨粗鬆症治療薬，選択的セロトニン再取り込み阻害薬（SSRI），カリウム製剤，抗がん剤などが挙げられる．NSAIDsでは，高齢（65歳以上），消化性潰瘍の既往，抗凝固薬と抗血小板薬の併用などが主なリスク因子となる．ビスホスホネート系などの骨粗鬆症治療薬やカリウム製剤では，服用後の横臥や心肥大による食道への圧迫や狭窄などがあると医薬品が停留し，消化性潰瘍発症のリスクが高まるとされている．

(4) 早期発見のポイント

NSAIDsによる消化性潰瘍は服用初期に多く発生し，特に最初の1週間が高率とされている．カリウム製剤では，服用後10日，また，1〜2か月で発症したという報告がある．したがって，これら薬物を投薬する際は投薬初期に十分副作用喚起を促すとともに，心窩部や上腹部の圧痛，貧血をきたした場合は顔面の蒼白，眼瞼結膜の貧血，頻脈など他覚的所見の出現を見逃さないよう，留意する必要がある．血液検査では消化性潰瘍に特徴的な所見は認めないが，出血が合併した場合には血算で貧血を呈し，BUN/クレアチニン比が上昇することが多い．

(5) 治療法

NSAIDs内服中に発症する胃潰瘍および十二指腸潰瘍は，NSAIDsの中止により高率に治癒する（胃潰瘍の場合；4週治癒率47〜61％，8週治癒率90％，十二指腸潰瘍の場合；4週治癒率42％）．プロスタグランジン（PG）製剤（エンプロスチルやミソプロストール）は有意に，H_2受容体拮抗薬は有意差はないものの治癒を促進する．NSAIDs投与継続下での胃潰瘍の治療に関しては，プロトンポンプ阻害薬による治癒率がもっとも高く，PG製剤がこれに次ぎ，H_2受容体拮抗薬の効果はPG製剤よりやや弱い．スクラルファートはH_2受容体拮抗薬と同等の効果を示すが，プラセボとの比較試験はなく，有効性は確認されていない．

(6) 予　後

先に述べたように，原因薬物の休薬により，予後は良好である．

(7) よくある質問と回答

Q. NSAIDsの種類により潰瘍（出血）発生率に差があるか？

A. 2010年に発表されたシステマティックレビューにおいて，上部消化管出血のリスクは非選

択的NSAIDsで4.5倍，COX-2選択的阻害薬で1.88倍であった．さらに各NSAIDsでは潰瘍発生率に差があり，セレコキシブ1.42倍，イブプロフェン2.23倍，ジクロフェナク3.61倍，ピロキシカム8.0倍，ケトロラクは14.54倍と半減期が長いNSAIDsほどリスクが高い傾向であることが報告されている（図5-6）．

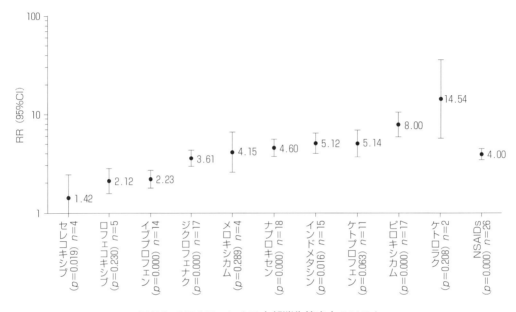

図5-6 NSAIDsによる上部消化管出血のリスク

（Massó González EL, Patrignani P, Tacconelli S., *et al.* (2010) *Arthritis Rheum*, 62, p.1592-1601）

Q. NSAIDsの投与量により潰瘍（出血）発生率に差があるか？
A. メタ解析による研究結果より，NSAIDsにおける出血性および穿孔性潰瘍の発生リスクが，用量依存的に増加することが示されている（図5-7）．

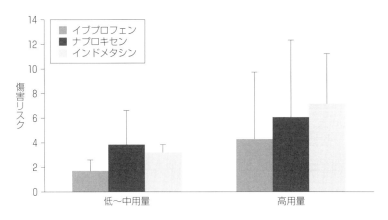

図 5-7　NSAIDs の投与量によるによる消化管障害リスクの比較

（García Rodríguez LA(1997) *Semin Arthritis Rheum*, 26(6 Suppl 1), p.16-20）

5-8-2　麻痺性イレウス

(1) 概　要
麻痺性イレウスは，腸管の動きが鈍くなり，排便が困難になることにより起こる病態である．徐々に症状が出現するため，発症時期を明確に判定することが難しい．

(2) 症　状
徐々に出現する嘔気，嘔吐，著しい便秘，腹部膨満等の自覚症状を認める．他覚症状としては，腹部の膨隆，排便と排ガスの停止，腸管内ガスの増加，腸雑音の低下または消失等を認める．

(3) 主な原因薬物
鼻炎薬，抗精神病薬，鎮痙薬，頻尿・尿失禁治療薬のように，ムスカリン受容体遮断作用を有する薬物や，あへん系鎮痛薬といったオピオイド受容体作動薬は腸管運動を抑制するためイレウスを生じる．また α-グルコシダーゼ阻害薬は炭水化物の消化遅延や吸収緩徐を引き起こし，腸内容の停滞からイレウス様症状を呈することが知られている．その他，ビンカアルカロイド系抗がん薬は腸管神経叢で微小管障害を引き起こすため，自律神経機能異常を介して腸管の運動抑制を起こすと考えられている．免疫抑制薬であるタクロリムスはマクロライド構造を有する化合物である．マクロライド系抗生物質であるエリスロマイシンは，結腸から空腸にかけて腸管収縮・蠕動運動の異常を起こし，嘔吐をきたすことが知られているが，タクロリムスによる麻痺性イレウスも同様の機序が疑われている．

(4) 早期発見のポイント
麻痺性イレウスを誘発しうる薬物を複数内服する場合には，リスクが高くなる．また，腸管運動が低下しやすい原疾患（糖尿病，パーキンソン症候群，強皮症等）を有する例や手術後，腹部手術歴がある場合などでは，麻痺性イレウスが発症しやすいと考えられる．このような背景を有する患者に応対する際は，自覚症状の有無について確認することが必要である．麻痺性イレウス自体が臨床検査値の異常を起こすことはあまりない．ただし，嘔吐が持続する場合は脱水による血液濃縮に加えて代謝性のアルカローシスがみられることがある．

(5) 治療法

麻痺性イレウスが疑われた場合には，可能であれば直ちに被疑薬の投薬を中止する．診断が確定すれば，絶飲，絶食，補液，腸管運動改善薬（パントテン酸製剤，プロスタグランジン $F_2\alpha$ 製剤，ワゴスチグミンなど）の投与，胃管挿入など一般的な保存的治療で対応する．麻痺性イレウスの原因が薬物である場合は，対象薬物の投与を中止すると麻痺性イレウスは治癒することが多いが，その後の予後は原疾患による．腸管運動改善薬の投与は有効であることが多いが，重篤な病態では腸管穿孔を誘発する可能性があるので，注意を払う必要がある．

(6) 予 後

一般的に機械的イレウスよりも軽度なことが多い．治療を行う原因となった薬物が取り除かれれば予後は良好なことが多い．

5-9 消化器症状（下痢を主訴とする副作用）

副作用名	コリン作動性クリーゼ	偽膜性大腸炎	出血性大腸炎	セロトニン症候群	間質性腎炎	薬剤起因性下痢
随伴症状	腹痛，発汗，悪心・嘔吐，流涎，徐脈	腹痛，腹部膨満感，発熱，悪心・嘔吐	腹痛，下血	発熱，振戦，発汗，下痢，頻脈	発熱，発疹，悪心・嘔吐，腹痛，関節痛，乏尿	粘液便，口渇，倦怠感，手足のしびれ，皮膚粘膜の乾燥
臨床検査値	コリンエステラーゼ値↓	トキシンA（+），トキシンB（+），白血球数↑	便潜血（+）	特徴的な検査所見なし	尿タンパク（+），尿潜血（+），BUN↑	特になし
起因薬	コリンエステラーゼ阻害薬（ジスチグミン）	抗菌薬	抗菌薬，NSAIDs	抗うつ薬（SSRIや三環系）	抗生物質，NSAIDs，抗てんかん薬，消化性潰瘍薬	抗がん剤，抗菌薬，免疫抑制薬

事例23

　83歳，女性．腎盂腎炎にて入院中．第三世代セフェム系抗菌薬を投与し症状の改善が認められたため，尿カテーテルを抜去した．しかし尿意が認められないことから，主治医が神経因性膀胱による排尿困難と判断し，ジスチグミン錠5mgを1日1回（1回1錠）を投与することとなった．その2日後，今度は吐き気があるということで，新たにメトクロプラミドが処方され薬剤師が服薬説明に訪れ問診を行ったところ，水様便が続いているとの訴えを受けた．ジスチグミンは腎排泄型であり高齢であることも考慮し，主治医にコリン作動性クリーゼの可能性を報告した．その後血清ChE値が測定され，87 IU/Lであったことからコリン作動性クリーゼと診断され，ジスチグミンの投薬が中止となった．

一般に，下痢とは水分の多い液状便を頻回に排泄する状態であるが，医学的には便中に排泄される水分量が 200 mL/日を超える場合を下痢と定義している．また下痢の持続期間により，2週間以内なら急性，2〜4週間なら持続性，4週間を超えると慢性と定義されている．急性下痢症のうち，発症の原因として感染症を除くともっとも多い原因は薬物の副作用であるため，まず被疑薬の中止・減量，他剤への処方変更，整腸薬の追加などを考慮する必要がある．

5-9-1 コリン作動性クリーゼ

(1) 概　要
コリンエステラーゼ阻害薬の投与により，コリンエステラーゼが必要以上に阻害された場合，症状が急激に増悪し呼吸困難を伴う危険な状態になることがあり，これをコリン作動性クリーゼという．初期症状は，徐脈，腹痛，下痢，発汗，唾液分泌過多，縮瞳，呼吸困難，血清 ChE の低下等で，これらの症状に気づいた場合には，直ちに投与を中止し受診を勧めることが重篤化を防ぐことになる．

(2) 症　状
アセチルコリンエステラーゼ阻害により，アセチルコリン過剰となるために副交感神経優位の諸症状が出現する．すなわち，ムスカリン受容体作用優位の症状である流涎，気道分泌過多による喀痰量増加，発汗，縮瞳，嘔気，嘔吐，徐脈，腹痛，下痢などに加え，ニコチン受容体作用優位の症状である呼吸筋筋力低下，振戦，線維束攣縮が出現し，さらに重症となると意識障害，痙攣，呼吸筋麻痺から心停止に至る．

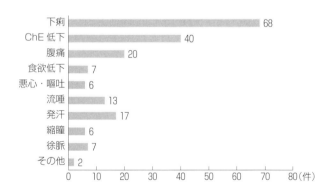

図 5-8　ジスチグミン投与によるコリン作動性クリーゼの初期症状

（大坪博子（2010）日病薬誌, Vol.46（11）, p.1493-1495）

(3) 主な原因薬物
ジスチグミンをはじめとしたコリンエステラーゼ阻害薬が必要以上に阻害された場合，症状が急激に増悪し呼吸困難を伴う危険な状態になることがある．ジスチグミンによる報告を例にとると，性別による顕著な差はなく発生頻度は 0.2％ と少ないが，泌尿器科，内科，外科，精神科な

ど多くの診療科で長期間投与される一方，クリーゼの前駆症状が見過ごされている場合が多々あると考えられている．発現時期は39％が投与開始2週間以内に発現している一方で，3年以上の長期投与期間内での発症も散見される．また91％が60歳以上であるとの報告から，高齢者の場合は特に注意が必要である（腎排泄型薬物であるため）．

(4) 早期発見のポイント

コリン作動性クリーゼの予防および早期発見は，前駆症状である悪心，嘔吐，腹痛，下痢，発汗，徐脈，唾液分泌過多などのコリン作動性症状を的確に判断し，見逃さないことにある．前駆症状としては消化器症状がもっとも多く，その発症時点で被疑薬の投与を中止すべきである．一方，縮瞳や徐脈，唾液分泌過多などが出現すればクリーゼ発症直前の危機的状況であり，呼吸管理を含む全身管理が必要となる．血液検査上の特徴は，血清コリンエステラーゼ活性値の著明な低下であるが，検査値だけからの早期発見は困難であると考えられている．

(5) 治療法

治療は原因薬物の除去と対症療法が中心となる．第一には胃洗浄や下剤投与による消化管除染や血液浄化法により原因薬物を除去することが重要である．ムスカリン様作用による副交感神経刺激症状にはアトロピン硫酸塩水和物の投与で症状の緩和を図り，ニコチン様作用による呼吸筋麻痺には人工呼吸管理を行う．

5-9-2 偽膜性大腸炎

(1) 概　要

抗生物質により正常な腸内細菌のバランスが崩れ，ある種の菌が異常に増えて偽膜性大腸炎を引き起こす．ほとんどの偽膜性大腸炎は，クロストリジウム・ディフィシル菌（*Clostridium difficile*）による．院内感染症の中でもっとも頻度が高いとされ，放置すると重症化する場合がある．高齢者，腎不全，がん，白血病患者では注意が必要である．

(2) 症　状

主症状は下痢．初期症状として，抗生物質などの服用1〜2週後に「1日2〜3回（いつもより回数が多い）のやわらかい便」，「頻繁な水様性下痢」，「粘性のある便」，「腹満」，「腹痛」，「発熱」，「吐き気」などが起こる．

(3) 主な原因薬物

リンコマイシンやクリンダマイシンが注目されたが，現在ではほとんどすべての抗菌薬が原因薬物となりうる．広域ペニシリンや第二，第三世代セファロスポリンをはじめとする広域抗菌薬や複数の抗菌薬を使用している場合に *C. difficile* 感染症のリスクが高くなる．一方，テトラサイクリン系，マクロライド系，ニューキノロン系では中等度，アミノグリコシド系，メトロニダゾール，バンコマイシンでは発症リスクが低いとされている．

(4) 早期発見のポイント

C. difficile の感染の危険因子として，高齢者（65歳以上），長期間の入院，経管栄養中，H_2 ブロッカーやプロトンポンプ阻害薬などの制酸薬投与が挙げられる．このような危険因子を有する際，抗菌薬の使用時に下痢や軟便が起これば，*C. difficile* 感染による偽膜性大腸炎を疑う必要がある．臨床症状で偽膜性大腸炎が疑われた場合，*C. difficile* が産生するトキシン A/B の迅速検

査キットで感染を判断する場合もある．

(5) 治療法

可能な限り原因となった抗菌薬を中止するとともに，*C. difficile* の除菌治療としてバンコマイシンおよびメトロニダゾールの経口投与が推奨されている．両薬物の有効率はいずれも 90 % 以上とほぼ同等で，3 日以内に症状の改善が期待されるとの報告がある．いずれの薬物も経口投与が原則で，効果も高いとされている．バンコマイシンの静脈内投与は，腸管内腔への薬物移行が少ないため一般的には行われない．下痢症状によって脱水傾向や電解質バランス異常があれば積極的に補液を併用する．

また，一度治療を行っても *C. difficile* 感染が再燃することもあるので，日頃から可能な限り抗菌薬の使用頻度や投与期間などを最小にすることが予防として必要になる．

(6) 予　後

偽膜性大腸炎の予後は，治療開始後 48 時間以内に全身状態が改善し，下痢も消失することが多いとされている．しかし，基礎疾患などにより，敗血症を併発した場合は予後は不良となる場合がある．

(7) よくある質問と回答

Q. 偽膜性大腸炎を予防する方法はあるか？

A. 特に高齢者や長期入院者などのハイリスク患者では，安易な抗菌薬使用を慎むことがもっとも重要である．また *C. difficile* 感染によるアウトブレイクを防止することが重要となる．*C. difficile* の芽胞はアルコールに抵抗性を示すため，擦式手指消毒薬ではなく，流水による手洗いがもっとも重要な院内感染対策となる．医療従事者だけでなく，家族などの訪問者に対しても接触感染防止対策を指導していく．消毒薬は次亜塩素酸ナトリウムを用い，患者周辺環境の消毒などの感染制御対策を実施する．

5-10 泌尿器症状（尿量減少を主訴とする副作用）

副作用名	間質性腎炎	急性腎不全	ネフローゼ症候群	薬剤性尿閉	血栓性血小板減少性紫斑病	播種性血管内凝固
随伴症状	発熱，発疹，悪心・嘔吐，下痢，腹痛，関節痛	発疹，悪心・嘔吐，倦怠感，食欲不振，浮腫	尿の泡立ち，浮腫，体重増加，食欲不振，悪心・嘔吐，下痢	尿勢低下，排尿遅延，腹圧排尿	出血傾向，発熱，倦怠感，悪心・嘔吐，精神神経症状	出血傾向，意識障害，めまい，呼吸困難，黄疸，全身倦怠感
臨床検査値	尿タンパク（+），尿潜血（+），BUN↑	血清クレアチニン値↑	尿タンパク 3.5 g/day↑，血清総タンパク 6.0 g/dL↓，血清アルブミン 3.0 g/dL↓	特になし	血小板数↓，赤血球数↓，ヘモグロビン↓，総ビリルビン↑，LDH↑，クレアチニン↑	血小板数↓，フィブリノゲン↓，フィブリン↑，フィブリノゲン分解産物↑，D-ダイマー↑

| 起因薬 | 抗菌薬, NSAIDs, 抗てんかん薬, 消化性潰瘍薬 | NSAIDs, ACEI, ARB, シスプラチン, ヨード造影剤, ニューキノロン系抗菌薬, アミノグリコシド系抗生物質 | NSAIDs, DMARDs, インターフェロン製剤, ビスホスホネート系製剤 | 頻尿・尿失禁治療薬, 過活動膀胱治療薬, 抗精神病薬, 抗うつ薬, 総合感冒薬 | チクロピジン, クロピドグレル, シクロスポリン, タクロリムス | 活性化凝固因子, 抗がん剤, 抗菌薬, 免疫抑制薬 |

5-10-1 間質性腎炎

(1) 概　要

腎臓の尿細管やその周辺組織（間質）に炎症をきたす疾患で，全身性のアレルギー反応による発熱，発疹，関節痛のほか，悪心・嘔吐，下痢，腹痛など，一般的な感冒様症状が観察される。進行すると腎機能が低下し，尿量減少，浮腫，体重増加などの症状が生じ，最終的には透析療法が必要となる場合もある。

(2) 症　状

初期症状として発熱，皮疹，関節痛，悪心・嘔吐，下痢，体重減少（脱水が原因），側腹部痛などのアレルギー症状の後に，尿量減少，浮腫，体重増加（尿量減少による体液量増加が原因），呼吸困難などを認める。

(3) 主な原因薬物

主な推定原因薬物は，抗生物質，抗結核薬，NSAIDs，抗てんかん薬，消化性潰瘍治療薬，痛風治療薬など広範囲にわたる。アロプリノールの場合，フロセミドやチアジド系利尿薬との併用で，発症頻度が増加するとの報告がある。発症にはアレルギーが関与していると考えられており，どのような薬物でも発症する可能性がある。

(4) 早期発見のポイント

原因と考えられる薬物服用後2週間以内に発症することが多いが，1か月以上経ってから発症することもある。上述の初期症状が認められ，その症状の持続や急激な悪化を生じた場合には，早急に入院設備のある専門病院を紹介することが望ましい。

尿検査では尿タンパク陽性（1g/日以下であることが多い），尿潜血陽性，尿沈渣にて好酸球や白血球円柱が認められ，N-アセチル-β-D-グルコサミニダーゼ，α_1-ミクログロブリンおよびβ_2-ミクログロブリンが増加する。血液検査では，尿素窒素やクレアチニン値の増加に加え，電解質異常（高カリウム血症，低ナトリウム血症），代謝性アシドーシス，白血球数増加，好酸球数増加などが観察される。リンパ球刺激試験（DLST）の結果が陽性の場合には，原因薬物を特定できることがある。

(5) 治療法

早期発見で腎機能障害が軽度（検査値異常など）であれば，原因薬物の中止のみでよい。副腎皮質ステロイド薬は，急性間質性腎炎では腎機能回復を早める場合がある。プレドニン0.8〜1.0mg/kgで使用されることが一般的であるが，少量投与やステロイドパルス療法，免疫抑制剤

第5章 医薬品作用の評価法　117

を使用することもある．腎不全状態に陥った場合は，透析療法を行うことが望ましい．

(6) 予　後

　一般に腎機能は原因薬物の中止後通常6〜8週以内に回復するが，若干の瘢痕が残存する．NSAIDs に起因する場合，他の薬物に起因する場合と比較して通常不良である．その他の因子が原因である場合は，組織学的変化は原因が認識され除去されれば通常可逆的であるが，3週間以上持続する急性腎障害や副腎皮質ステロイド薬に対する治療応答性が低い場合は，線維化および慢性腎臓病に進行することがある．

5-10-2　急性腎不全

(1) 概　要

　急性腎不全は，その原因がどこにあるかにより，3つの種類に分類することができる．原因が腎臓そのものでなく，低血圧などにより腎臓に血液が十分に供給されずに腎臓の機能が低下する場合を，腎前性急性腎不全と称する．次に腎臓の中の血管の閉塞や，腎臓の中の細胞が障害を受けることにより腎臓の機能が低下した場合を，腎性急性腎不全と称する．また，産生された尿が排泄される経路，すなわち腎臓から尿道口までにできた石などにより尿の流れがせき止められ，尿が体外に出ることができず腎臓の機能が低下した状態になる場合を，腎後性腎不全と称する．

(2) 症　状

　腎臓の障害部位および発症機序等により症状は異なるが，乏尿・無尿，浮腫，倦怠感等および血液検査においてクレアチニン，尿素窒素の上昇で示される高窒素血症が共通してみられる症状である．

(3) 主な原因薬物

　腎前性急性腎不全の原因になりうる薬物としては，高血圧治療薬（ACEI，ARB 等）と NSAIDs が代表的なものである．腎性急性腎不全の原因になりうる薬物は種類が多く，抗生物質，抗がん剤，抗リウマチ薬，痛風治療薬，造影剤などがその代表である．腎後性急性腎不全の原因となりうる薬物は，尿酸結石形成を促す抗がん剤が代表的である．

(4) 早期発見のポイント

　急性腎不全の定義は高窒素血症を基準にして行われ，医薬品服用後1〜4週の間に「血清クレアチニン値が1日0.5 mg/dL，血清尿素窒素が1日10 mg/dL 以上上昇する」，「血清クレアチニン値が前値の150%以上に上昇する」，「クレアチニンクリアランスが投与前にくらべて15〜50%以上低下する」，などの基準がある．したがって，急性腎不全を惹起するような薬物を使用する場合には定期的に血液検査をし，血清クレアチニン値を測定する必要がある．その間隔は薬物により異なる．造影剤使用時には使用後12〜24時間以内に1回目を，上昇傾向があればその後連日行う必要がある．アミノグリコシド系抗生物質，シスプラチンなど腎毒性の明らかな薬物の使用時には週1回は最低，できれば週2回実施したい．NSAIDs や ACEI，ARB などの使用開始時には2〜4週間隔が適切と考えられる．

(5) 治療法

　基本的に，予防が重要となる．どの薬物による急性腎不全でも，危険因子として，高齢・もともとの腎機能低下・脱水・発熱などがある．なかでも脱水予防は医療行為によりコントロール可

能な最大の因子である．NSAIDs，ACEI，ARB による腎前性急性腎不全は有効循環血液量の減少が大きな危険因子である．有効循環血液量の減少のもっとも多い原因が脱水である．また腎毒性の薬物の多くが腎排泄型であり，多くが糸球体ではなく尿細管上皮細胞より排泄される．脱水があると，薬物血中濃度が上昇しやすく，また尿細管上皮に薬物が高濃度に蓄積され，尿細管上皮細胞が障害されやすくなる．このことは，造影剤，シスプラチンによる急性腎不全の予防に使用前からの適切な水負荷が大きな役割を示すことより理解される．他の改善できない危険因子，すなわち高齢，慢性の肝腎機能低下時などは，薬物の使用量を抑えることが急性腎不全の予防となる．

(6) 予 後

ACEI や ARB による腎前性腎不全の場合，一般に投薬中止により 3〜6 週で腎機能は回復する．発見が遅れた場合や腎機能低下が高度な場合には，腎機能が完全に回復しないことがある．3 週以上腎不全状態が続く場合には，予後不良であることが多い．シスプラチンによる腎障害の場合は，心機能，体重，水の出納等を十分に観察し，血清クレアチニン上昇が 2 mg/dL 前後で抑えられると予後は比較的よいとされている．

5-11 骨格筋症状（脱力感を主訴とする副作用）

副作用名	横紋筋融解症	偽アルドステロン症	低血糖	手足症候群
随伴症状	四肢の脱力感，筋肉痛，赤褐色尿	四肢の脱力，筋肉痛，浮腫，血圧上昇，頭痛，倦怠感	冷汗，欠伸，空腹感，めまい	手足の赤み，むくみ，角化，ひび割れ，痛み，爪の変形，色素沈着
臨床検査値	血中 CK↑，LDH↑，AST↑，ALT↑，ミオグロビン尿	血清カリウム値↓，代謝性アルカローシス，血清レニン活性↓	血糖値↓	特になし
起因薬	HMG-CoA 還元酵素阻害薬，フィブラート系高脂血症薬，ニューキノロン系抗生物質	甘草，グリチルリチン製剤	インスリン，経口糖尿病治療薬，キノロン系抗菌薬	フッ化ピリミジン系薬剤，ソラフェニブ，カペシタビン
副作用名	骨粗鬆症	ギラン・バレー症候群	血栓症	末梢神経障害
随伴症状	身長の低下，脊柱後彎の変形，腰背部痛	咽頭発赤，感冒症状，四肢の脱力，嚥下困難	四肢の脱力，構語障害，胸痛，呼吸困難，片下肢の腫脹	感覚障害（触覚，温痛覚など），筋力低下
臨床検査値	血清骨型アルカリホスファターゼ（BAP）↓，血清オステオカルシン（OC）↓	髄液中タンパク量↑，末梢神経伝達速度の遅延	凝血マーカー↑（トロンビン-アンチトロンビン複合体，D-ダイマーなど）	感覚神経・運動神経の伝導速度低下

			ダナゾール，ワルファリン，卵胞・黄体ホルモン配合剤，副腎皮質ステロイド薬，トラネキサム酸	HMG-CoA 還元酵素阻害薬，抗がん薬，抗 HIV 薬,抗結核薬
起因薬	副腎皮質ステロイド薬	インフルエンザワクチン，狂犬病ワクチン		

事例 24

　80 歳，男性．近医にて糖尿病および脂質異常症の治療中．ロスバスタチン 2.5 mg 錠，グリメピリド 3 mg 錠，シタグリプチン 50 mg 錠を服用している．ある朝，布団から起き上がれず全身に力が入らないとのことで救急受診した．「受診時は意識清明で，悪心や頭痛もなく発熱があることから，原因は感染症か？」と医師の記録にあった．体温上昇以外バイタルサインに異常はなかったが，尿の色が赤褐色で混濁なしとのこと．患者が持参したお薬手帳を確認した薬剤師がスタチンの服用を発見し，医師に横紋筋融解症の可能性を指摘した．

5-11-1 横紋筋融解症

(1) 概　要

　骨格筋細胞が融解・壊死することにより，筋肉痛や脱力などを生じる病態である．筋肉の融解・壊死による大量のミオグロビンが血液中に流出することにより，腎臓の尿細管が障害を受け，急性腎不全を引き起こすことがある．呼吸筋が障害され，呼吸困難に陥ったり，多臓器不全などを併発して生命に危険が及んだり，重篤な障害が残ることがある．

(2) 症　状

　手足・肩・腰など筋肉の痛み，手足のしびれ，手足に力が入らないなど筋力低下の他，こわばりや全身疲労感，赤褐色尿（ミオグロビン尿）などを生じる．骨格筋から流出したミオグロビンが腎障害を引き起こすため，腎不全症状が加わると無尿・乏尿・浮腫なども生じる．

(3) 主な原因薬物

　もっとも報告例の多い薬物は，HMG-CoA 還元酵素阻害薬である．投薬開始後，数か月を経過して徐々に発症することが多い．筋肉痛が先行し，末梢神経障害をしばしば合併する．筋肉痛の発症率は 2〜7％と高い．フィブラート系脂質異常症治療薬，ニコチン酸製剤，エリスロマイシン，シクロスポリンなどの併用により，発症頻度が上昇する．

　その他原因となる薬物として，フィブラート系脂質異常症治療薬やニューキノロン系抗生物質（投与数日以内に急性に発症．直接的な筋毒性が示唆されている），抗精神病薬，抗パーキンソン病薬（抗精神病薬のものは悪性症候群に伴う），麻酔薬・筋弛緩薬（全身麻酔薬のものは悪性高熱として知られる）の使用によっても生じる．

(4) 早期発見のポイント

　スタチン系薬物による横紋筋融解症は，服用開始後 1〜2 週間で症状が出ることもあれば，2〜3 年以上継続服用していた人が発症する場合もあるので，定期的な血液検査や継続した経過観察

が必要である．服用量に比例して発症リスクが増加するともいわれているので，定期的な血液検査を参考にしながら，減量を検討する場合もある．さらにスタチン系薬物は，フィブラート系薬物と併用することで横紋筋融解症の発症リスクが上昇するため，両薬物を併用している患者に対しては特に注意する．

検査所見でもっとも重要なものは血中クレアチンキナーゼ（CK）の上昇である．CK 上昇とともに LDH，AST，ALT も上昇する．

(5) 治療法

本症を疑った場合は，可能性のある原因薬物を速やかに中止する．発症初期で腎機能がまだ障害されていない場合は輸液を積極的に行い，1時間尿量を 100 mL 以上に保つなどして腎保護を図る．ミオグロビンによる二次的な腎障害の予防・治療が重要である．急性腎不全が進行した場合には，血液透析を行い回復を待つが，腎障害が不可逆的である場合もある．

(6) 予　後

本症の予後は血液透析により改善される．通常，筋障害は速やかに回復し発症前の状態に戻る．不幸にも治療を開始した時点で重症化していた場合は，その後いかに治療を行おうと重篤な後遺症状を残したり，予後不良となる場合がある．したがって，服薬指導時には患者自身が病態を軽視しないようにあらかじめ説明しておくことが肝要である．

5-11-2　偽アルドステロン症

(1) 概　要

アルドステロンは副腎より分泌されるホルモンで，ナトリウムや水分を体内に貯留し，カリウムの排泄を促進することで血圧を上昇させる．このアルドステロンが過剰に分泌された結果，高血圧や浮腫を引き起こすのが，アルドステロン症である．

偽アルドステロン症は，アルドステロン症と同様に高血圧，低カリウム血症，代謝性アルカローシス，低カリウム血症性ミオパチーなどの症状を呈するが，血漿アルドステロン濃度がむしろ低下を示す症候群である．主に甘草あるいはその有効成分であるグリチルリチンを含有する薬物などを服用することにより生じる．

(2) 症　状

四肢の脱力・筋肉痛・痙攣（こむら返り），頭重感，全身倦怠感，浮腫，口渇，動悸，悪心・嘔吐などを生じる．起立・歩行困難，四肢麻痺発作，意識消失で発症する場合もある．低カリウム血症による腎尿細管機能障害から多尿になる場合もあるが，まれに神経・筋障害から尿閉を生じることもある．便秘やイレウスを生じることもある．横紋筋融解を生じた場合，赤褐色尿が認められる．

(3) 主な原因薬物

主な原因は，甘草あるいはその主成分であるグリチルリチンを含有する医薬品（甘草含有医薬品）の服用により引き起こされるとされている．その他，フッ素含有ステロイド外用薬の長期連用や，フルドロコルチゾン酢酸エステルなどのミネラルコルチコイド製剤による偽アルドステロン症も報告されている．

(4) 早期発見のポイント

　甘草含有医薬品服用後10日以内の早期に発症したものから，数年以上の使用後に発症したものまであり，使用期間と発症との間に一定の傾向は認められないが，使用開始後3か月以内の発症が約40％との報告がある．発症危険因子として「女性（男性の2倍）」「高齢者（全体の80％）」などが挙げられるため，甘草含有医薬品を服用しているこれらの患者には注意が必要である．また，チアジド系降圧利尿薬やループ利尿薬が投与されている場合やインスリンが投与されている場合は，低カリウム血症を生じやすく重篤化しやすいため，注意が必要である．早期発見のポイントとして，偽アルドステロン症患者のうち四肢脱力・筋力低下が60％，高血圧が35％の頻度でみられるため，これらの症状に留意するとともに自宅で血圧測定が可能な場合は，定期的に血圧測定を実施するよう指導することも有用であると考えられる．

　臨床検査値では，血清カリウム値の低下（3.5 mEq/L以下，あるいは服用前に比べて低下）が特徴的である．したがって，本症を惹起する医薬品を服用している患者には，投与開始時や投与量変更時の場合1か月以内，維持期でも3〜6か月に1回の，定期的な血清カリウム値のチェックが重要となる．

(5) 治療法

　薬物による偽アルドステロン症の治療としては，推定原因薬物の服用を中止することが第一である．低カリウム血症に対してカリウム製剤を投与することも多いが，尿中へのカリウム排泄を増すばかりで，あまり効果がないとされる．抗アルドステロン薬であるスピロノラクトンやエプレレノンの通常用量投与が有効である．

(6) 予　後

　適切な対応が行われれば，予後は良好である．甘草を原因とする偽アルドステロン症では，甘草含有物摂取終了後，数週間の経過で臨床症状の消失と血清カリウムの上昇をみることが多い．血清レニン活性の回復には，より長期間を必要とする．

Column　ドラッグ・リポジショニング

　特定の疾患に有効な治療薬から，別の疾患に有効な新たな薬効をみつけだすことを指す．これまでの事例では，副作用として明記されていたものから偶然に新たな作用が認められることがほとんどである．一例として，次のような医薬品がある．

・ジフェンヒドラミン

　もともとは抗ヒスタミン剤だが，副作用として眠気が知られていた．多くの風邪薬で使用されており，服用すると眠くなるため風邪の患者からは嫌われていた．この作用を主作用にした睡眠改善薬ドリエル®が販売されている．睡眠改善薬とは，医師の処方が必要な「睡眠薬」ではなく，全国の薬局・ドラッグストアで購入でき「寝つきが悪い」，「眠りが浅い」といった一時的な不眠症状を緩和する薬のことを指す．

・フスコデ®配合錠

　ジヒドロコデインリン酸塩と dl-メチルエフェドリン塩酸塩とクロルフェニラミンマレイ

ン酸塩の合剤で，急性気管支炎，慢性気管支炎，感冒・上気道炎，肺炎，肺結核に伴う咳嗽を適応とする咳止めであるが，副作用に便秘がある．この作用を利用して，下痢止めとして処方されることがある．ただし，下痢の適応が認められているわけではなく，適応外使用という位置づけになるが，よく知られた処方例である．副作用を主作用とした使い方の一例である．

· **フィナステリド**

　2型5-α還元酵素の作用を抑え，男性ホルモンのテストステロンがジヒドロテストステロン（DHT）に転換されるのを抑制する．男性ホルモン作用を担うのは主にDHTであるため，この薬は男性ホルモンに依存する前立腺肥大症の治療薬として，もともと開発された．海外ではProscar®の商品名で販売されているが，日本では未発売である．フィナステリドの服用中に偶然発毛効果が観察され，現在では，男性における男性型脱毛症の進行遅延に適応を受けている．

　新薬の開発では，治験において副作用が認められ安全性が確保できなかったり，薬効として明確な体内動態を証明できないことも数多くある．しかし既存薬はヒトの体内動態も明らかで安全性も確認されており，作用をあらためて調べ直し，ほかの疾患治療薬として実用化できれば開発コストの削減にもつながる．その意味でエコファーマとも呼ばれ，アメリカでは自社開発薬の再利用を積極的に行う製薬会社や，実用化されなかった薬を公開し，国が新薬開発を後押しする試みも始まっている．ただし，ドラッグ・リポジショニングにより開発された薬の副作用には再び注意を払う必要がある．

付録 1 演習問題

1 問題編

(1) CBT 参考問題

問 1
　重大な事故が 1 つ発生する背景には，重大にはならなかった事故が多く発生している．これを何というか．

1. ヒューマンエラー
2. ヒヤリ・ハット事例
3. リスクマネジャー
4. インシデントレポート
5. セイフティマネジメント

問 2
　医療の安全対策について，正しいのはどれか．

1. ヒヤリ・ハット事例を人事の査定に利用する．
2. インシデントレポート分析を行い，安全対策を立てる．
3. 薬剤名は，アルファベットを用いた略語で記載する．
4. 医療事故は，当事者本人の不注意など個人の問題である．
5. 病院内活動としてリスクマネジメントに取り組んでも効果はない．

問 3
　薬剤師による医薬品使用事故発生事例でないのはどれか．

1. 外用消毒液を注射した．
2. 品名を間違えて交付した．
3. 他の患者の薬剤を交付した．
4. 投与禁忌の医薬品を交付した．
5. 有効成分含量の異なる製品を交付した．

問4

プラバスタチンナトリウムの重要な副作用である横紋筋融解症の初期症状はどれか．

1. 筋肉痛
2. 目がかすむ
3. 胃腸障害
4. 頭痛
5. 不眠

(2) 国家試験必須問題

第100回　問84

□に入る適切な語句はどれか．１つ選べ．

平成18年に良質な医療を提供する体制の確立を図るために医療法等が改正され，平成19年4月から，医療の安全確保の一環として「医薬品の安全使用のための□」の作成が義務付けられた．

1. お薬手帳
2. 業務手順書
3. 在庫管理台帳
4. 薬局構造設備基準
5. ヒヤリ・ハット事例報告書

第101回　問88

「1件の重大事故の背後には29件の小さな事故があり，その背景には300件の事故に至らない事例がある」という経験則はどれか．１つ選べ．

1. ドミノの法則
2. ハインリッヒの法則
3. マーフィーの法則
4. ムーアの法則
5. メラビアンの法則

第100回　問86

ある薬剤を服用している患者から「足がむくむ」，「尿量が少なくなった」，「排尿時の尿の泡立ちが強い」との訴えがあり，副作用を疑った．下記の中で最も可能性が高いのはどれか．１つ選べ．

1. 横紋筋融解症
2. 高血糖
3. 出血性膀胱炎
4. 腎性尿崩症
5. ネフローゼ症候群

(3) 国家試験薬学実践問題

第99回　問342

　医薬品による事故を防ぐための記述のうち，適切なのはどれか．**2つ選べ**．

1. 散剤秤量時には，散剤調剤鑑査システムを活用する．
2. 装置びんへの散薬の補充は，2人の薬剤師でダブルチェックを行う．
3. 薬剤交付時，本人確認は患者の名字で行う．
4. 注射剤の調製後は，針刺し事故防止のためリキャップする．

第98回　問324

　医療事故への薬剤師の対応について，以下の問に答えよ．
　調剤による医療事故が発生した場合の薬剤師の対応として，適切なのはどれか．**2つ選べ**．

1. 事故を起こした当事者が常に主体となって，事態を把握し対応する．
2. 健康被害の有無を確認する前に，事故の原因を特定する．
3. 事故の記録には，客観的な事実のみを経時的に整理して記載する．
4. 事故の原因が特定されなくても，医療事故の対象となった患者や家族には誠意を持って対応する．

第102回　問312

　65歳男性．肝硬変にて入院となり，ラクツロースゼリーが処方された．ラクツロースゼリーを調剤すべきところを誤ってポリスチレンスルホン酸カルシウムゼリーを調剤した．病棟にて，薬剤師が気づき，服用させずに済んだ．

　このような事態を踏まえて，医薬品安全管理責任者が病院としての再発防止策を立てた．再発防止策として最も優先度が<u>低い</u>のはどれか．**1つ選べ**．

1. 薬品棚における外観類似医薬品の配置を工夫する．
2. 取り違え防止に指さし呼称を導入する．

3. 調剤した薬剤師個人の責任を追及する.

4. 病院内でインシデント事例の情報を共有する.

5. 個人的要因を明らかにし,発生した誤りを分析する.

第 102 回　問 324

　70 歳男性.高血圧症で処方 1 を服用していた.ある日胸部不快感を自覚し,かかりつけのクリニックを受診した.心房細動の疑いがあることから,精査目的で市内の総合病院を紹介され受診したところ,心房細動,心不全と診断され,処方 2 が追加となった.

（処方 1）

　エナラプリルマレイン酸塩錠　5 mg　　1 回 1 錠（1 日 1 錠）

　　　　　　　　　　　　　　　　　　　1 日 1 回　朝食後

（処方 2）

　カルベジロール錠　2.5 mg　　　　　　1 回 1 錠（1 日 2 錠）

　ダビガトランエテキシラートメタンスルホン酸塩カプセル　126.83 mg

　　　　　　　　　　　　　　　　　　　1 回 1 カプセル（1 日 2 カプセル）

　　　　　　　　　　　　　　　　　　　1 日 2 回　朝夕食後

　処方 2 に含まれるダビガトランエテキシラートによる重篤な副作用である出血の回避や投与量の調節のために考慮すべき検査項目はどれか.**1 つ選べ.**

1. 血清クレアチニン値

2. AST 値

3. 白血球数

4. PT-INR 値

5. 脳性 Na 利尿ペプチド値

第 102 回　問 296

　45 歳女性.10 年前より双極性障害で加療中.処方 1 の維持療法で病状は安定していたが,ここ 1 か月で症状が悪化したため,本日新たに処方 2 が追加された.

（処方 1）

　炭酸リチウム錠　200 mg　　1 回 1 錠（1 日 2 錠）

　　　　　　　　　　　　　　　1 日 2 回　朝夕食後　7 日分

（処方 2）

　ラモトリギン錠　25 mg　　　1 回 1 錠（1 日 1 錠）

　　　　　　　　　　　　　　　1 日 1 回　夕食後　7 日分

処方箋を受け取った薬局の薬剤師は，安全に薬物療法を実施できるよう，患者に対し注意すべき事項を伝えた．

今回追加処方された薬剤の重大な副作用の初期症状の組合せとして，患者に伝えるべきことはどれか．**1つ選べ．**

1. 皮膚の広い範囲が赤くなる，38℃以上の熱がでる，眼が充血する，唇や口の中がただれる，のどが痛む，体がだるい．
2. 急に強い空腹感をおぼえる，冷や汗がでる，手足がふるえる，力の抜けた感じがする．
3. 息切れがする，息苦しくなる，空咳がでる，発熱する．
4. 筋肉が痛んだりこわばったりする，手足がしびれる，手足に力が入らない，尿の色が赤褐色になる．
5. 眼の痛みを生じる，眼がかすむ，頭痛がする，吐き気がする．

第101回　問308

62歳男性．切除不能の再発直腸がんに対して，カペシタビンとオキサリプラチン併用化学療法を開始することになった．外来化学療法室の薬剤師は，男性には循環器内科の受診歴があり，以下の薬剤を服用中であることを確認した．

薬剤師は以下の検査データを確認した．化学療法の開始に伴う相互作用による重篤な副作用を回避するため，定期的にモニタリングすべき検査データとして，特に重要なのはどれか．**1つ選べ．**

1. クレアチニンキナーゼ値
2. PT-INR値
3. 血清カリウム値
4. 血糖値
5. 白血球数

128

2 解説編

(1) CBT 参考問題

問1

1. ヒューマンエラー：人間が起因する事故のこと．（×）
2. 正解（○）
3. リスクマネジャー：事故管理者（×）
4. インシデントレポート：大きな事故に至らなかったが，大きな被害を及ぼす可能性のある事例の報告書．（×）
5. セイフティマネジメント：安全管理（×）

問2

1. 医療の安全対策にならない．（×）
2. 正解（○）
3. アルファベットの略語は類似が多く薬剤取り違えの機会を増やすおそれがある．（×）
4. 個人の問題だけでなく周囲に事故を誘発させる環境が存在することが多い．（×）
5. リスクマネジメントへの取り組みは，事故防止に効果がある．（×）

問3

1. 薬剤師が患者に注射することはない．医師または看護師のミスである．（○）
2. 調剤ミスである．（×）
3. 調剤ミスである．（×）
4. 調剤ミスである．（×）
5. 調剤ミスである．（×）

問4

1. 横紋筋融解症の初期症状は脱力感，広範な筋痛，筋肉圧痛が起きる．血中ミオグロビン値の上昇がみられる（○）
2. （×）
3. （×）
4. （×）
5. （×）

(2) 国家試験必須問題

第 100 回　問 84

1. お薬手帳は，患者自身の薬の服用履歴や，既往症，アレルギー等を医療関係者に情報提供できるツールとして普及している手帳であるが，法的に作成を義務づけているものではない．（×）
2. 業務手順書の作成は，医療法第 6 条の 10 に基づく医療法施行規則第 1 条の 11 第 2 項第 3 号ハに規定される義務である．（○）
3. 在庫管理台帳は，一般に物品の購入や管理部門からの入出庫を管理するための帳簿であり，医薬品の安全使用のためではない．（×）
4. 薬局構造設備基準は，薬局の構造設備についての基準を定めた厚生労働省令であり，平成 18 年の医療法等改正とは直接関係しない．（×）
5. ヒヤリ・ハット事例報告書は，平成 18 年の医療法等改正に併せて，薬局も関わることとなったが，事例を報告することは全ての医療機関で義務ではない．（×）

第 101 回　問 88

1. ドミノの法則は，すべての事故の 88％が不安全な行動に，10％が不安全な設備により起こるため，これを修正することで事故の 98％は予防可能であるとする理論．（×）
2. ハインリッヒの法則は，1 つの重大事故の背後には 29 の軽微な事故があり，その背景には 300 の異常が存在するというもの．（○）
3. マーフィーの法則は，間違う可能性のあることは必ず間違えるという経験則．（×）
4. ムーアの法則は，半導体メーカーの大規模集積回路の製造・生産における将来予測を提唱した経験則．（×）
5. メラビアンの法則は，人物の第一印象は初めて会った時の 3〜5 秒で決まり，また，その情報のほとんどを視覚情報から得ているという概念．（×）

第 100 回　問 86

1. 横紋筋融解症では，手足・肩・腰・その他の筋肉痛，手足のしびれ，手足の脱力感，こわばり，倦怠感，褐色尿などが認められる．主に高脂血症薬，抗生物質（ニューキノロン系）でみられることがある．（×）
2. 高血糖では，口渇，多飲，多尿，体重減少などが認められる．副腎皮質ステロイド薬，インターフェロン製剤，高カロリー輸液などでみられることがある．（×）
3. 出血性膀胱炎では，赤みがかった尿，頻尿，排尿時痛，残尿感などが認められる．薬剤性の多くは抗がん薬や免疫抑制薬などでみられるが，抗アレルギー薬，抗生物質や漢方薬などでも起こることがある．（×）
4. 腎性尿崩症では，尿量の著増，激しい口渇，多飲などが認められる．躁状態治療薬，抗リウマチ薬，抗 HIV 薬，抗菌薬，抗ウイルス薬などの医薬品により引き起こされる場合がある．（×）

130

5. ネフローゼ症候群では，足のむくみ，尿量減少，倦怠感，タンパク尿による尿の泡立ち，動悸・息切れ，赤みがかった尿が認められる．（○）

（3）国家試験薬学実践問題

第99回　問342

1. 調剤過誤を減らすためにも，散剤調剤鑑査システムを導入し活用すべきである．（○）
2. 装置びんへの散剤の補充は，2人の薬剤師でダブルチェックを行う．補充する人，チェックする人と役割を分担する．（○）
3. 薬剤交付時，本人確認は患者の氏名で行う．さらに生年月日を確認するなどするのもよい．（×）
4. 注射剤の調製後は，針刺し事故防止のため基本的にはリキャップしない．（×）

第98回　問324

1. 第三者が主体となることが望ましい．（×）
2. 健康被害の確認とそれに対する対応が第一である．（×）
3. 記述通り．（○）
4. 記述通り．（○）

第102回　問312

1. 優先度は高い．（×）
2. 優先度は高い．（×）
3. 個人の責任追及はもっとも優先度が低い．（○）
4. 優先度は高い．（×）
5. 優先度は高い．（×）

第102回　問324

1. 投与前に，必ず腎機能を確認する．投与中も適宜，腎機能検査を行い，腎機能の悪化の場合は，投与の中止や減量を考慮する（○）．
2. 不要（×）．
3. 不要（×）．
4. 不要（×）．
5. 不要（×）．

第102回　問296

1. スティーブンス・ジョンソン症候群（SJS）や，それに似た中毒性表皮壊死症（TEN）の症状（○）
2. 低血糖の症状（×）
3. 間質性肺炎の症状（×）
4. 横紋筋融解症の症状（×）
5. 急激な発症の緑内障の症状（×）

第101回　問308

1. カペシタビン，オキサリプラチンの使用により，クレアチンキナーゼが大きく変動する可能性は少ない．（×）
2. ワルファリンK継続服用中のカペシタビンの併用使用で，ワルファリンKの作用が大きくなる可能性があり，PT-INRには注意が必要である．（カペシタビンの警告）（○）
3. カペシタビンの使用で低カリウム（頻度不明），オキサリプラチンの使用でカリウム異常（0.1～5%）の副作用があり，注意は必要である．（相互作用による変動ではない）（×）
4. オキサリプラチンの使用で高血糖（0.1～5%）の副作用があり，注意は必要である．（相互作用による変動ではない）（×）
5. カペシタビンの使用で白血球減少（25%）の副作用があり，注意は必要である．（相互作用による変動ではない）（×）

確認問題の解答

第1章
　問1　1, 3, 4
　問2　2
　問3　3, 5

第2章
　問1　3
　問2　1, 2, 4, 5
　問3　3, 4, 5

第3章
　問1　1, 4
　問2　3
　問3　1, 5, 6, 7

第4章
　問1　3
　問2　1, 3

索　引

あ行

アカルボース	95
アクシデント	40
悪性症候群	96, 98
アクチノマイシン D	91
アスピリン	91, 95, 106, 107
アスピリン喘息	106
アセトアミノフェン	95, 107
あへん系鎮痛薬	111
アミオダロン	106
アミトリプチリン	99
アメリカ退役軍人省医療局 全国患者安全国家セン ター	28
アルコール	95
アルドステロン	120
アレルギー反応	84
アロプリノール	95, 116
安全性速報	18, 19
α-グルコシダーゼ阻害薬	111
adverse drug reaction	83
allergic reaction	83
An organization with a memory	28
RCA	55, 61
イエローレター	18, 19
医師の倫理	4
イソニアジド	95
医の倫理綱領	4, 5
イミプラミン	99
医薬品安全管理	1
医薬品安全性情報等管理体 制加算	11
医薬品医療機器総合機構	18
医薬品, 医療機器等の品 質, 有効性及び安全性の 確保等に関する法律	17
医薬品副作用被害救済制度	86
イリノテカン塩酸塩	90
医療安全	7, 28
医療安全情報	13, 15, 16, 44
医療安全対策	6, 7

医療安全対策加算	11
医療過誤	42
医療機関における安全の確 保のための体制整備等	7
医療事故	6, 7, 12, 13, 14, 31, 45
医療事故情報収集等事業	12
医療事故調査制度	8
医療法	8, 9, 10
医療法施行規則	7, 8
院外処方箋	73
インシデント	37
インシデント事例	32, 38
インターフェロン	91, 106
インドメタシン	95, 107
International Classification for Patient Safety	49
エコファーマ	122
エモルファゾン	107
エリスロマイシン	111, 119
塩基性消炎薬	107
H_2 ブロッカー	93
HMG-CoA 還元酵素阻害薬	119
ACE 阻害薬	93
ACEI	117
ACSQHC	29
APSF	29
ARB	117
FMEA	55, 62
NHS	28
NSAIDs	93, 106, 107, 109, 116, 117
SJS	101
SSRI	99, 109
横紋筋融解症	119
オキサリプラチン	90
お薬手帳	24, 25, 38
オピオイド受容体作動薬	111
Australian Council for Safety and Quality in Health Care	29
Australian Patient Safety Foundation	29

か行

過敏症	83, 84
カリウム製剤	109
顆粒球減少症	93
顆粒球コロニー刺激因子	92
カルバマゼピン	90
肝細胞障害型肝障害	95
間質性腎炎	116
間質性肺炎	105
感染防止対策加算	11
感染防止対策地域連携加算	11
甘草	120
漢方薬	106
偽アルドステロン症	120
危険予知トレーニング	52
キニン	91
偽膜性大腸炎	114
急性腎不全	117
緊急安全性情報	18, 19
筋弛緩薬	102, 119
金製剤	90, 91, 106
グリチルリチン	120
クリニカルパス	26
クリンダマイシン	114
クロストリジウム・ディ フィシル菌（Clostridi- um difficile）	114
クロナゼパム	99
クロピドグレル	91
クロミプラミン	99
クロラムフェニコール	91
クロルプロマジン	95
経口避妊薬	91, 95
血小板減少症	89
血栓性血小板減少性紫斑病	90
解熱消炎鎮痛薬	106
解熱鎮痛薬	102, 104
ゲフィチニブ	106
KYT	52

抗うつ薬	96, 99
抗がん剤	91, 109, 117
抗菌薬	106, 114
抗痙攣薬	104
高血圧治療薬	102, 117
抗結核薬	116
抗甲状腺薬	93
抗精神病薬	96, 111, 119
抗生物質	102, 104, 116, 117
抗てんかん薬	102, 116
高尿酸血症治療薬	104
抗パーキンソン病薬	119
抗不安薬	96, 102
抗不整脈薬	93, 106
抗リウマチ薬	91, 106, 117
コミュニケーションエラー	
	21
コリンエステラーゼ阻害薬	
	113
コリン作動性クリーゼ	113
COX-2 選択的阻害薬	107

さ行

再生不良性貧血	91
催眠・鎮静薬	102
サラゾスルファピリジン	
	93, 94
サルファ剤	91, 102
三環系抗うつ薬	99
散剤監査システム	75, 76
side effect	83
The Hunter Serotonin	
Toxicity Criteria	98
ジアゼパム	99
シクロスポリン	91, 119
ジスチグミン	113
シスプラチン	90
自動注射薬調剤機	78, 79
ジフェンヒドラミン	121
シプロヘプタジン	99
出血性びらん	102
循環器疾患治療薬	104
紹介状	24
消化機能調整薬	96
消化性潰瘍	108
消化性潰瘍治療薬	102, 116
小柴胡湯	106

処方オーダリングシステム	
	72
シルデナフィル	91
腎前性急性腎不全	117
診療情報提供書	23, 24
診療情報提供料	24
診療報酬	11
診療報酬改定	12
G-CSF	92
Japan Council for Quality	
Health Care（JQHC）	12
Japanese Adverse Drug	
Event Report database	
	86
SHEL モデル	55, 56
スイスチーズモデル	54, 55
スティーヴンス・ジョンソ	
ン症候群（Stevens-John-	
son syndrome）	95, 101
スリップ	49
thrombotic thrombocyto-	
penic purpura	90
精神・神経用薬	102
制吐剤	96
セイフティマネジメント	50
セファロスポリン	114
セルトラリン	99
セレギリン	99
セレコキシブ	107
セロトニン症候群	97, 98
選択的セロトニン再取り込	
み阻害薬	109
Safety First	29
造影剤	117

た行

ダウノルビシン	91
タクロリムス	111
炭酸リチウム	99
胆汁うっ滞型肝障害	95
タンドスピロン	99
タンパク同化ホルモン	95
チアジド系利尿薬	116
チアマゾール	93

地域連携クリティカルパス	
	26
チエノピリジン系薬剤	91
チクロピジン	91, 93, 94
チクロピジン塩酸塩	90
注射剤配置薬管理システム	
	80
注射薬投与管理システム	77
中毒性表皮壊死症	95, 103
調剤	2
調剤過誤	42
調剤薬監査システム	76
鎮痙薬	111
痛風治療薬	102, 116, 117
デキストロメトルファン	99
テクニカルスキル	20
テストステロン	95
電子お薬手帳	39
TEN	103
TTP	90
ドラッグ・リポジショニ	
ング	122
トラマドール	99
トルブタミド	91
To Err is Human	28
toxic epidermal necrolysis	
	103
toxic reaction	83

な行

Naranjo 有害事象因果関係	
判定スケール	85
National Health Services	28
ニコチン酸製剤	119
日本医療機能評価機構	12
ニューキノロン系抗生物質	
	119
ノンテクニカルスキル	20

は行

バイオレーション	49
肺線維症	106
ハイリスク薬	41

ハインリッヒの法則 53, 54	フスコデ® 配合錠 121	メトトレキサート
パーキンソン病治療薬 96	フルオロウラシル 90	71, 91, 95, 106
バードの法則 54	フールプルーフ 52	メトロニダゾール 114
バルプロ酸ナトリウム 90	フルボキサミン 99	6-メルカプトリン 91
パロキセチン 99	ブルーレター 18, 19	免疫抑制薬 91, 111
ハロタン 95	プロクロルペラジン 96	
バンコマイシン 114	プロスタグランジン E₁ 107	モルヒネ 107
Hunter のクライテリア 97	フロセミド 116	
hypersensitivity 83	プロピルチオウラシル	**や行**
	93, 95	
鼻炎薬 111	4 STEP/M 51, 52	薬剤師倫理規定 4
ビスホスホネート系骨粗鬆	Failure Mode and Effects	薬剤性肝障害 96
症治療薬 109	Analysis 62	薬剤の取り違え 44
皮膚粘膜眼症候群 101	PHARM-2E 55, 58, 59, 60	薬品カセット 78, 79
ヒヤリ・ハット 14, 34	Pharmaceuticals and Medi-	薬品名 68
ヒヤリ・ハット事例 32, 53	cal Devices Agency 18	薬物性肝障害 94
ヒヤリ・ハット事例収集等	press through package 46	薬物性皮下出血 90
事業 12		薬物毒性反応 83, 84
ヒューマンエラー 49, 50, 51	ペチジン 99	薬局ヒヤリ・ハット事例
ヒューマンファクター 51	ペニシラミン 90, 91	収集・分析事業 44
ヒューマンファクター工学	ペニシリン 114	薬局ヒヤリ・ハット分析表
52	ベンズブロマロン 95	15, 16
びらん 103	ペンタゾシン 99, 107	
ビンカアルカロイド系抗が		有害反応 83
ん薬 111	**ま行**	
頻尿・尿失禁治療薬 111		4M-4E 55, 57
PL 配合顆粒 107	マイトマイシン C 91	
PTP 包装 46, 47	麻酔薬 119	**ら行**
Building a safer NHS for	麻痺性イレウス 111	
patients 28	multiple detection 51	ラプス 49
PMDA 18		
	ミステイク 49	利尿薬 91
ファモチジン 90	minimum damage 51	リファンピシン 95
フィナステリド 122	minimum encounter 51	緑内障治療薬 102
フィブラート系脂質異常症	minimum probability 51	リンコマイシン 114
治療薬 119		倫理 4
フェニルブタゾン 91	無顆粒球症 93	
フェールセーフ 52		root cause analysis 61
副作用 83	メチルテストステロン 95	
副次反応 83	メトクロプラミド 96	レナリドミド水和物 90
浮腫性紅斑 102		

執筆者プロフィール

杉浦　宗敏（すぎうら　むねとし）
東京薬科大学薬学部
医療衛生薬学科教授

1986年	東京薬科大学薬学部衛生薬学科卒業
1986年	東京大学医学部附属病院薬剤部研修生入局
1987年	東京大学医学部附属病院薬剤部入職
1998年	東京大学医学部附属病院薬剤部主任
2006年	博士（薬学）（東京大学）
2009年	東京薬科大学薬学部医療衛生薬学科准教授（医薬品安全管理学教室）
2014年4月より現職	

専門：医療薬学，緩和ケア
日本医療薬学会指導薬剤師，認定薬剤師
愛知県出身
趣味は旅行，野球観戦

別生伸太郎（べっしょう　しんたろう）
東京薬科大学薬学部
薬学教育推進センター准教授

1998年	東京薬科大学薬学部薬学科卒業
2000年	東京薬科大学医療薬学科修士課程修了
2001年	トロント大学スカボロー校外部研究員
2003年	博士（薬学）（東京薬科大学）
2003年	トロント大学スカボロー校博士研究員
2005年	東京薬科大学薬学部分子細胞病態薬理学教室助手
2014年	東京薬科大学薬学部薬学実務実習教育センター講師
2022年10月より現職	

専門：薬理学，医療薬学，シミュレーション教育
小田原市出身，学生時代からのジロリアン
趣味はカナダ留学時代に凝ったバーベキューとアイスホッケー観戦

医薬品安全管理論　—セイフティマネジメントの積極的実践—

定価（本体　3,400円＋税）

2018年3月20日　初版発行Ⓒ
2025年3月3日　4刷発行

編　著　者　杉　浦　宗　敏
発　行　者　廣　川　重　男

印刷・製本　㈱アイワード
表紙デザイン　㈲羽鳥事務所

発　行　所　**京都廣川書店**
　　　　　東京事務所　東京都千代田区神田小川町2-6-12 東観小川町ビル
　　　　　　　　　　TEL 03-5283-2045　FAX 03-5283-2046
　　　　　京都事務所　京都市山科区御陵中内町　京都薬科大学内
　　　　　　　　　　TEL 075-595-0045　FAX 075-595-0046
　　　　　　　　　　URL https://www.kyoto-hirokawa.co.jp/